认识中风 减少残疾

中文中风认知健康教育工具
中风说笑动

主　编　任传成
副主编　王　杨　谢晓冰　陈再强　王本国
主　审　李海涛　林妮娜

电子工业出版社
Publishing House of Electronics Industry
北京·BEIJING

未经许可，不得以任何方式复制或抄袭本书之部分或全部内容。
版权所有，侵权必究。

图书在版编目（CIP）数据

认识中风　减少残疾 / 任传成主编． -- 北京：电子工业出版社，2024.5
ISBN 978-7-121-47759-1

Ⅰ．①认… Ⅱ．①任… Ⅲ．①中风－防治－普及读物 Ⅳ．①R743.3-49

中国国家版本馆CIP数据核字（2024）第081565号

责任编辑：张　豪
印　　刷：中国电影出版社印刷厂
装　　订：中国电影出版社印刷厂
出版发行：电子工业出版社
　　　　　北京市海淀区万寿路173信箱　邮编：100036
开　　本：787×1092　1/16　印张：6.5　字数：130千字
版　　次：2024年5月第1版
印　　次：2024年5月第1次印刷
定　　价：49.00元

凡所购买电子工业出版社图书有缺损问题，请向购买书店调换。若书店售缺，请与本社发行部联系，联系及邮购电话：（010）88254888，88258888。
质量投诉请发邮件至zlts@phei.com.cn，盗版侵权举报请发邮件至dbqq@phei.com.cn。
本书咨询联系方式：qiyuqin@phei.com.cn。

编委会成员

主　编　任传成
副主编　王　杨　谢晓冰　陈再强　王本国
编委会成员（按姓氏拼音排列）
　　　　鲍杭娟　陈杰鑫　陈李华　邓慧慧　邓丽婷　龚蓉蓉
　　　　黄冬玲　李　萌　刘永存　罗畅霞　廖宇琪　林　华
　　　　李思清　伍　明　吴　珊　邬苑玲　韦群超　伍梅梅
　　　　肖健男　徐渌芬　叶燕燕　杨　敏　叶小娥　叶文婷
　　　　袁　园　姚芷茵　赵彦儒　张春娇　朱晔丽　郑怡彤
　　　　周陈靖
主　审　李海涛　林妮娜

前言

中风又称"脑卒中",学术名为"急性脑血管病"。中风分为出血性脑血管病(脑出血和蛛网膜下腔出血)和缺血性脑血管病(短暂性脑缺血发作、脑血栓形成和脑栓塞)两种基本类型。其中缺血性脑血管病占比较大。中风对人的健康危害极大,不仅严重影响家庭生活和个人的身心健康,还因其危重而花费甚巨的特点,严重影响社会劳动生产力。

然而,随着近几年材料学、药物学的快速发展,使得中风成为可以预防、可以治疗的疾病,积极控制危险因素、治疗颈动脉斑块和颈/脑动脉狭窄又可以大幅度降低发病率。及时发现并送达有能力救治的医院、及时再通堵塞的脑动脉、及时恢复脑组织的血流,可大幅降低死亡率、致残率,使更多患者可以恢复正常生活。

但是,由于中风预防和治疗的知识不够普及,普通人群对中风相关的健康知识知之甚少,导致危险因素控制不佳而发病率居高不下;发病后不能及时送医、延误治疗,导致中风的致残率和致死率仍没有明显下降。

在深圳市龙岗区卫生健康局和香港中文大学(深圳)医学院的支持下,香港中文大学(深圳)附属第二医院(深圳市龙岗区人民医院)卒中中心开展了一系列卓有成效的工作。深圳市龙岗区卫生健康局成立了"区域卒中救治体系",并委托深圳市龙岗区人民医院卒中中心牵头组织全区进行攻关;深圳市龙岗区人民医院卒中中心在2023年3月29日院庆之际发布了面向全国中风医生用的"NIHSS中文新译本";在2024年1月20日的"中风急救宣传日"发布了面向全球华人的中文中风认知健康教育工具——"中风说笑动";同时,在中风急救、颈/脑动脉狭窄和斑块的管理和治疗方面也开展了一系列深入的临床工作,取得了很好的临床效果。

为了普及中风健康知识,我们组织编写了这本《认识中风 减少残疾》的科普读物。希望读者通过对中风知识的学习和了解,进一步普及中风健康教育,降低中风的发病率,以及降低中风后的致残率和致死率。

在编写本书的过程中，得到了国家卫生健康委百万减残工程专委会主任吉训明院士、深圳市龙岗区卫生健康局和香港中文大学（深圳）附属第二医院（深圳市龙岗区人民医院）各位领导的支持和诸多同仁的协作与帮助，在此表示感谢。

本书由中风专业人士编写，但为使普罗大众能读懂书中的知识，引用的资料不会一一标出，从专业角度看也略显不足，谨此致歉。

书中的图片均来自真实案例，为保护患者的隐私，我们尽可能隐藏了可能暴露患者信息的细节，在此，也向患者及其家属表示诚挚的感谢！

特别申明，本书只是一本健康科普读物，目的是让更多的普罗大众学习中风相关的健康知识，书中内容不能作为任何法律依据；本书的所有知识产权均保留；如果有读者认为本书知识不合适，也请摒弃本书知识，本书将不会为您是否发病、是否得到及时救治、采取何种救治措施等所产生的所有医疗相关事件承担任何法律责任。

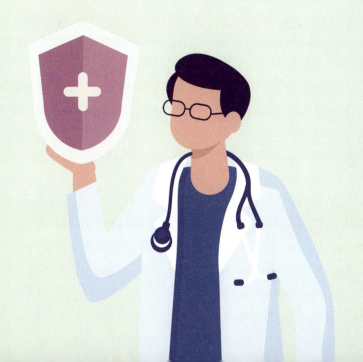

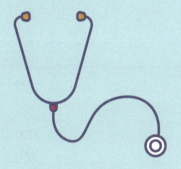
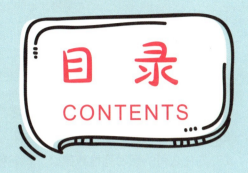

认知篇 正确认知中风 及时送医就诊

1. 什么是中风？..002
2. 中风有哪些类型？中风又是脑出血、又是脑缺血，是怎么回事？........003
3. 中风能治疗吗？..004
4. 治疗中风有哪些方法？..005
5. 如何知道自己或家属得了中风？....................................006

急救篇 中风急救 减少残疾

6. 怀疑中风了，如何处理？..010
7. 能否观察一下，看看是否好转了再决定去不去医院？..................011
8. 需要给急救医生提供哪些资料？....................................011
9. 急救车会把患者送到哪里？..012
10. 在急救车上，家属应当做什么？...................................012
11. 到医院急诊室了，家属应当做什么？...............................013
12. 那这样说，是不是中风患者到医院后就要马上用药？.................013
13. 为什么要做CT？...014
14. 为什么要做化验？...015
15. 为什么患者做了化验和CT，还要做磁共振（MRI）？..................015
16. 为什么有的患者做了CT，还要做增强CT？..........................016

17. 溶栓是什么? 016
18. 溶栓有哪些注意点? 017
19. 哪些患者能溶栓? 017
20. 哪些患者不能溶栓? 018
21. 在溶栓治疗前,医生和我谈了很多,我该如何决定?必须签字吗? 019
22. 患者在溶栓时,家属要注意什么? 020
23. 为什么有的患者溶栓效果好、有的效果不好? 020
24. 溶栓为什么有时间窗? 021
25. 为什么有的脑梗塞患者超过 4.5 小时的时间窗,医生还可以进行溶栓治疗? 022
26. 脑梗塞的治疗,除了溶栓,还有哪些措施? 023
27. 超过时间窗的脑梗塞患者如何治疗? 023
28. 为什么有的脑梗塞患者需要做取栓治疗? 024
29. 哪些患者需要做取栓治疗? 024
30. 为什么要做取栓治疗? 025
31. 为什么有的患者取栓了仍然效果差? 025
32. 大面积脑梗塞除了取栓,还有其他治疗方法吗? 026
33. 取栓也有"时间窗"吗? 026
34. 为什么有的患者取栓后发生了脑出血? 027
35. 为什么国际上建议对大面积脑梗塞患者 24 小时内可以进行取栓治疗? 027
36. 取栓常识有哪些? 028
37. 大动脉堵塞引起的脑梗塞,除了取栓还有其他方法吗? 029
38. 溶栓、取栓把血管再通了,患者就好了吗? 030
39. 为什么溶栓、取栓后血管再通了,患者还没好? 031
40. 做脑血管造影和放支架是一回事吗? 031
41. 哪些中风患者要做急诊脑血管造影? 032
42. 为什么强调取栓后的围手术期的处理非常重要? 033
43. 脑梗塞需要住院治疗吗? 034
44. 中风后都需要监护吗? 034
45. 中风住院要做哪些化验及检查? 035
46. CT 有哪几种? MR 有哪几种? 036
47. 为什么中风患者住院了要做好几次 CT/MRI? 037
48. 什么情况下需要复查脑 CT/MRI? 038

49. 卒中单元有哪些处理？..038
50. 脑梗塞治疗分几个阶段？..039
51. 为什么脑梗塞或脑出血的患者常常出现心脏、肾脏、肺等方面的疾病？.........039
52. 脑血管病有哪些并发症？..040
53. 为什么有些患者来医院时还能走，治疗后病情反而越来越重了？.............041
54. 用药后患者病情越来越重怎么办？......................................041
55. 如何从CT上判断脑出血和脑梗塞？.....................................042
56. 如果是脑出血，下一步如何处理？......................................042
57. 脑出血的药物治疗有哪些？..043
58. 脑出血的病因有哪些？..043
59. 脑出血都需要手术吗？..044
60. 脑出血的手术治疗有哪些？..044
61. 脑出血的患者需要做哪些检查？..045
62. 中风患者在什么情况下需要做脑血管造影？..............................045
63. CTA、MRA、DSA有什么不同？为什么做了CTA/MRA，还要做DSA？........045
64. 什么是双抗？..046
65. 双抗治疗有危险吗？会出血吗？..047
66. 他汀类药物治疗中风有什么好处？......................................047
67. 什么是双抗+他汀治疗？..048
68. 他汀治疗有什么危险？..048
69. 以前得过脑出血，还能吃阿司匹林吗？..................................049
70. 以前有过胃出血，还能吃阿司匹林吗？..................................049

康复篇 积极康复治疗 早日回归社会

71. 中风后为什么强调早期康复治疗？......................................052
72. 中风康复治疗的目标是什么？..052
73. 中风后有哪些康复手段？..053
74. 中风患者如何进行康复治疗？..054
75. 中风康复治疗什么时候最佳？..055
76. 什么是良肢位摆放？..056

77. 床上体位转移注意事项有哪些? 057
78. 关节活动度训练注意事项有哪些? 058
79. 吞咽障碍如何进行康复治疗? 059
80. 如何协助中风患者下床活动? 060
81. 中风的康复程度,与哪些因素有关? 061
82. 中风偏瘫患者的常见心理和情感障碍是什么? 062
83. 中风患者出院后如何进行家庭康复锻炼? 063
84. 远程康复是怎么回事? 065
85. 中风康复治疗常见的误区有哪些? 065
86. 中风后饮食上要注意什么? 067
87. 中风后多长时间复诊一次? 068
88. 中风后为何还要定期检查? 068
89. 中风后要服用哪些药物? 068
90. 中风后服药是终身服还是服一段时间后就可以停了? 069
91. 为何中风患者出院后医生还要求定期做化验? 069

预防篇 控制危险因素 减少中风发病

92. 引起中风的危险因素有哪些? 072
93. 脑动脉硬化、斑块、狭窄是一回事吗? 073
94. 什么是动脉硬化? 074
95. 动脉硬化有什么危害? 075
96. 动脉硬化了能变软吗? 075
97. 动脉硬化了该如何治疗? 076
98. 动脉硬化为什么既可以引起脑梗塞,又可以引起脑出血? 076
99. 颈动脉狭窄和脑动脉狭窄的危害有哪些? 077
100. 为什么把颈动脉狭窄和脑动脉狭窄放在一起讲? 078
101. 什么是颈动脉狭窄?如何检查? 079
102. 什么是 TCD 检查? 080
103. 确诊颈/脑动脉狭窄的标准是什么? 080
104. 颈/脑动脉狭窄有什么症状? 081

105. 颈/脑动脉狭窄需要治疗吗? 082
106. 颈/脑动脉狭窄如何治疗? 083
107. 治疗颈/脑动脉狭窄的药物有哪些? 084
108. 治疗颈/脑动脉狭窄的介入方法有哪些? 085
109. 脑动脉狭窄在什么情况下需要做介入治疗? 086
110. 颈/脑动脉狭窄的介入治疗有风险吗? 088
111. 脑动脉狭窄介入治疗后需要长期服药吗? 089
112. 脑动脉狭窄介入治疗的并发症能预防吗? 090
113. 治疗颈/脑动脉狭窄的手术方法有哪些? 091
114. 引起颈/脑动脉狭窄的危险因素有哪些? 092
115. 如何预防颈/脑动脉狭窄? 092

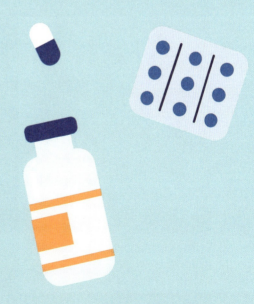

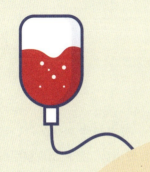

认知篇

正确认知中风
及时送医就诊

1. 什么是中风？

中风又称"脑卒中"，学术名为"脑血管病"，英文简称"Stroke"，指的是由于供应脑部血液的血管发生病变导致脑组织缺血或出血，进而出现脑组织受损的疾病。临床上表现为神经系统受损，最常表现为瘫痪（半身不遂）、失语、口面歪斜，以及肢体麻木、头晕、步态不稳、突发黑蒙、突发耳聋等，严重者可出现昏迷、大小便失禁、抽搐等症状。

中风具有高发病率、高致残率、高死亡率、高复发率、高经济负担的特点。据调查，中风已经成为我国居民致死率和致残率最高的疾病。

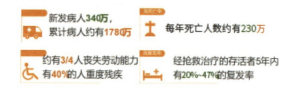

相比其他疾病，中风的高致残率可严重降低患者的生活质量：高达75%的存活者常常留有严重的后遗症，如步行障碍、生活自理能力下降，部分患者卧床不起、大小便不能自理等，对个人、家庭和社会都造成很大的影响。

但中风又是一种可以预防、可以治疗的疾病，了解相关知识对防治中风很重要，可以避免罹患中风；即使得了中风也能得到及时有效的治疗进而减少残疾，尽最大可能恢复生活自理能力。

2. 中风有哪些类型？中风又是脑出血、又是脑缺血，是怎么回事？

中风实际上包含两大类疾病，一类是脑血管破裂引起的脑出血（出血性脑血管病），一类是脑血管堵塞引起的脑梗塞（缺血性脑血管病）。因其临床表现相似：脑血管病变引起的、急性起病的、脑组织受影响出现脑功能障碍，因此被统称为"急性脑血管病"。

其中出血性脑血管病包括脑出血（脑溢血）、蛛网膜下腔出血。

缺血性脑血管病包括短暂性脑缺血发作（TIA）、脑血栓形成、脑栓塞，后两者合称为脑梗塞。脑梗塞又分为多种类型，部分患者的脑梗塞病灶很小，被称为腔隙性脑梗塞。

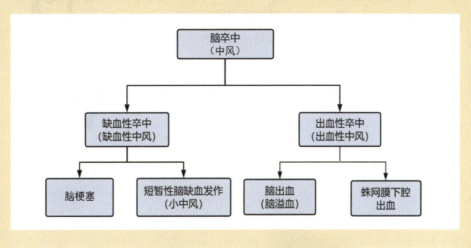

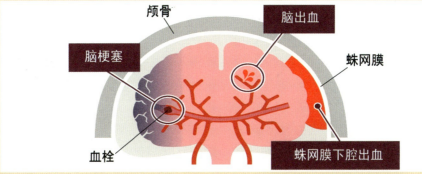

3. 中风能治疗吗？

医学对中风的认识经过了漫长的探索和发展。在中国古代，中风被称作"半身不遂"，主要症状为手脚活动不便，大夫主要针对患者的瘫痪肢体进行治疗，如推拿、按摩、针灸等。

随着近代医学的发展，发现中风患者瘫痪侧肢体的肌肉、骨骼、皮肤都没问题，问题出在脑部。所以针对脑部开发了很多药物，现在临床上用的绝大多数治疗中风的药物都是针对脑组织的。

到了21世纪，随着医学和材料学的进一步发展，人们终于明白，中风的根本问题出在脑血管。所以，最新、最根本的治疗方法就是解决脑血管的问题。

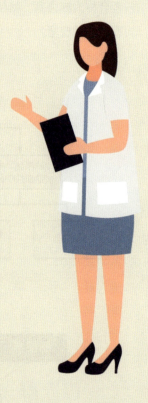

4. 治疗中风有哪些方法？

在 20 世纪 80 年代以前，治疗中风并没有效果显著的方法，因为那时候还没有 CT 等影像技术，连患者是脑出血还是脑梗塞都无法判断，更不用说治疗了。

随着医学影像技术的进步，治疗中风获得了突破性进展，以缺血性脑血管病的治疗为例，经历了三个革命性的突破：

（1）卒中单元（中风1.0），也就是中风专科治疗。国外做过专门的研究，发现收入中风专科治疗的患者，治疗效果远远好于非中风专科治疗的患者。中风患者通常年龄大、并发疾病多，因此，对患者来说，及时到大医院、得到中风专科的治疗非常重要。

（2）静脉溶栓（中风2.0）。静脉溶栓一定要在发病起 4.5 小时内进行。如果患者能在发病 3 小时内就诊，加上检查化验，就可以在 4.5 小时内进行静脉溶栓。而如果患者到了发病 4.5 小时以后才就诊，检查结果出来后已经超过了 4.5 小时，就失去溶栓的机会了。

（3）动脉取栓（中风3.0）。这主要是针对重症脑梗塞患者，其病因是大动脉堵塞导致大面积脑梗塞。这类患者症状很重、致残率很高、死亡率很高。过去没有有效的方法，自从有了动脉取栓治疗后，虽然总体上这部分患者的预后仍比一般疾病差，但致残率和死亡率大幅度下降。

每一个治疗方法一定以前一个治疗方法为前提，也就是说会取栓的医生必须会静脉溶栓，会溶栓的医生必须懂卒中单元处理（卒中的规范化处理），否则如果一个医生只会取栓而没有溶栓和卒中单元的处理经验，病人的预后就不太可能好。

5. 如何知道自己或家属得了中风？

普通老百姓知道发热、咳嗽是感冒了，拉肚子是肠道毛病，心慌找心脏科医生。那中风有哪些症状呢？如果自己或家属出现以下问题，就需要高度考虑中风的可能性。

（1）瘫痪。就是中医传统上讲的"半身不遂"。

（2）失语。言语不清、不能讲话、发音含糊或者完全发不出声音。

（3）口面歪斜，笑的时候更明显。

（4）眩晕。自身不稳感、旋转感，晕时不敢睁眼。

（5）步行不稳、步行漂浮感。

（6）半身麻木。

此外，突发黑蒙、突发耳聋也要考虑中风的可能性；重症患者可能表现为昏迷、大小便失禁、抽搐等。

由于大多数老百姓不知道中风有哪些症状，为此我们团队结合国外FAST的中风快速识别工具，开发出了中文中风认知健康教育工具——中风说笑动。如下页所示。

我们的口号是：中风说笑动，快往急诊送。

简单来说，识别中风有三步：

（1）说一说。说话是否流利，如果口吃了或不能说话了，提示中风了。

（2）笑一笑。看看有无口面歪斜，口面歪斜不对称了，提示中风了。

（3）动一动。如果不能动了，或走路不稳了，提示中风了。

上面反复强调过，治疗中风越早越好，发现以上情况，请立即送往医院接受治疗。

中风说笑动

正常 Normal	中风 Stroke
 说一说 Speak	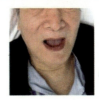 言语障碍 Speech disorder
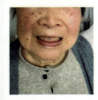 笑一笑 Smile	 口面歪斜 Facial paralysis
动一动 Move	肢体无力 Hemiplegia

说笑动(SSM)：说一说、笑一笑、动一动，出了问题是中风

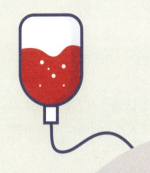

急救篇

中风急救
减少残疾

6. 怀疑中风了，如何处理？

中风的主要症状包括偏身麻木、偏身无力、言语不清、突发眩晕、突发步行不稳、突发耳聋、突然糊涂或昏迷等。

由于脑组织对缺血非常敏感，并且脑组织不能再生，一旦发生损伤便不能恢复。因此，在怀疑中风时一定要尽可能早地赶到医院，越快越好、越早越好。

怀疑中风，最忌讳的就是"等"。

"等"可能就会失去重要的治疗机会、留下残疾。要知道中风是中国成人致残最主要的原因。试想一下，中风后及时来院治疗，回家后能自己走路、自己照顾自己；中风后未得到及时有效的治疗，留下残疾，不能自己走路，大小便都要在床上等人照顾，这两者的生活质量差距是很大的。在医院有足够医疗能力的情况下，中风后能否得到最好的恢复，取决于患者是否能尽早到达有治疗能力的医院。早得到有效的治疗则可能恢复正常的生活能力；晚来则可能失去重要的治疗机会而留下残疾，甚至卧床不起。

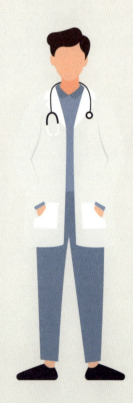

7. 能否观察一下，看看是否好转了再决定去不去医院？

不能。原因有二：第一，中风是进行性加重的疾病，越观察越重，时间越久恢复越差，甚至危及生命；第二，脑组织耐受差，需要早期治疗才有效，比如说脑梗塞溶栓的时间窗只有4.5小时，超过时间窗就不能溶栓了。

8. 需要给急救医生提供哪些资料？

所有有关患者的情况，包括这次发病的情况、病史等，都需要告诉医生。

9. 急救车会把患者送到哪里？

不是所有医院都能治疗中风。只有具备资质的医院才能进行中风的急救，各地都有中风急救地图，急救车知道哪些医院能治疗中风，会就近将患者送往有能力救治中风的医院。简单地说，目前只有建有卒中中心的综合型医院才有能力给予中风患者最先进、及时、有效的治疗。

10. 在急救车上，家属应当做什么？

三件事：一是照顾好患者；二是配合医生，急救车医生会简单地把病情及后续处理告知家属；三是做好就医的准备，如医保卡、资金、通知其他家属等。

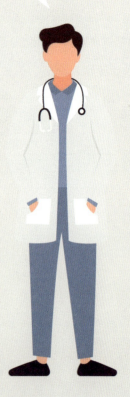

11. 到医院急诊室了，家属应当做什么？

中风有绿色通道，便于患者尽早得到治疗，达到更好的治疗效果。患者到达医院后，医院会启动绿色通道，此时患者家属首先需听从急诊护士的安排，不要询问太多"为什么"或者希望得到一些解答（这些抢救流程是经过临床实践和科学检验得来的，并且有医疗质控把关）。一个对医学知识一知半解的家属在抢救中提出的任何疑问都可能是在浪费宝贵的抢救时间，从而导致不可挽回的后果；其次，就是准确回答医生的提问，不要隐瞒，因为很多药物有明确的禁忌证，医生只有通过家属的回答来排除不适合患者使用的药物。

12. 那这样说，是不是中风患者到医院后就要马上用药？

不是的。需要做CT、化验，只有确诊后才能有正确的治疗方案。如果诊断尚未明确就用药，则有用错的可能，所以确诊是第一步。而确诊依赖三步：病史（家属提供）、体检（医生检查）、辅助检查（CT和化验）。

13. 为什么要做 CT？

上文介绍过，中风分两种，一种是脑出血，一种是脑缺血（脑梗塞），显然这是两种截然不同的疾病。然而这两种疾病的临床表现相似，只有 CT 才能明确区分。

脑出血患者的脑 CT 表现为高密度灶；脑缺血患者的脑 CT 早期表现正常，24 小时后出现低密度灶，如下图所示。

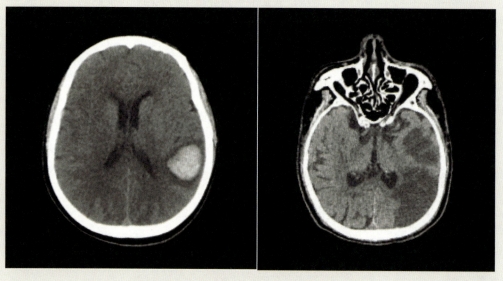

脑出血（左）与脑梗塞（右）的 CT 平扫图像

患者来院后如果及时做 CT，则脑出血的诊断准确率几乎达到 100%；如果没有脑出血，则大概率就是脑梗塞。因此，怀疑中风时患者应做 CT，不仅又快又准，而且价格亲民。

14. 为什么要做化验？

中风急诊化验的主要有以下三个方面。
(1) 身体基本情况：血常规/血小板、肝肾功能、血电解质、血糖。
(2) 凝血情况：凝血全套。
(3) 其他需要化验的：肌酶等。
化验有两个目的，一是协助诊断和鉴别诊断。二是指导用药，比如凝血功能异常和肝肾功能异常的患者用药就不一样。

15. 为什么患者做了化验和CT，还要做磁共振（MRI）？

如果是脑出血的患者，CT就可以确诊。
但脑梗塞的患者，在发病24小时内CT常常表现不明显。
前面已经讲过，脑梗塞越早治疗越好，毫无疑问，等24小时后再做CT来确诊会失去重要的治疗机会。
因此，当某些患者在CT结果正常、临床不能完全诊断为脑梗塞的情况下，MRI的重要性就显现出来了，脑梗塞患者在早期通过MRI后便可以得到确诊。对于某些类型的脑梗塞，如后循环脑梗塞，包括小脑梗塞、脑干梗塞，还有一些TIA型脑梗塞，MRI可以确诊，对这些患者进行急诊溶栓常常会取得很好的治疗效果。
这里常常需要鉴别的是"眩晕"，患者眩晕可能是普通的脑缺血，给予常规药物治疗就可以缓解，但如果是"后循环脑梗塞"，这就需要急诊溶栓了。由于溶栓本身有风险，极少部分患者甚至会发生出血导致死亡。因此，对非脑梗塞性"眩晕"进行溶栓治疗是不恰当的，对此类患者进行MRI检查是非常必要的。

16. 为什么有的患者做了CT，还要做增强CT？

后面还会讲到，大动脉性脑梗塞的致残率和死亡率都很高，因此，及时地再通血管对于患者的康复很重要。

那么血管是否闭塞了呢？这就需要做增强CT来判断，即CTA（CT血管成像）和CTP（CT灌注扫描）。不是所有患者都需要做CTA，医生需要了解血管情况时就做CTA，需要了解脑组织灌注情况时就做CTP。

17. 溶栓是什么？

脑梗塞就是向脑组织供应血液的血管堵住了，脑部缺血和脑细胞功能障碍，导致脑部不能正常指挥肢体了（如手脚不能动了）。此时，如果用药把堵塞血管的血栓溶解掉，使脑部供血恢复，脑细胞恢复功能，就可以指挥肢体运动了。

现在的溶栓药物主要是rt-PA（重组组织型纤溶酶原激活剂）。溶栓有"时间窗"，只有在时间窗内的患者才能使用溶栓药物。目前溶栓的标准是从出现发病症状到应用溶栓药物需在4.5小时内。一些非常特殊、非常少见的情况可以超过这个时间窗。

18. 溶栓有哪些注意点？

溶栓是目前首选治疗脑梗塞的方法，因为其可以直接溶解血栓、打通血管，让缺血的脑组织获得血液供应，产生良好的治疗效果。但溶栓治疗也有一些需要注意的问题。

（1）要选择合适的患者，也就是明确治疗的适应证和禁忌证。

（2）溶栓本身有出血风险，甚至会造成患者死亡，需要严密观察。

（3）对大血管病变引起的重症脑梗塞治疗效果差，宜尽早改用急诊介入取栓治疗。

（4）溶栓有时间窗，即发病后4.5小时内，超过4.5小时指南不常规推荐。

19. 哪些患者能溶栓？

即溶栓的适应证，从指南上讲，只要临床诊断为脑梗塞，CT没有脑出血征象且在发病后4.5小时内，都可以溶栓，因为溶栓的获益远大于风险。目前从临床上来讲，能溶尽早溶，时间越久，脑组织缺血时间越长，产生后遗症的风险也越大。

20. 哪些患者不能溶栓？

即溶栓的禁忌证，医生会问一系列问题：患者原来是否得过什么疾病，比如有无胃溃疡、有无消化道出血、有无脑外伤、有无脑出血史等。家属需据实回答，医生会根据家属的回答做好判断。

当然，有些时候家属不知道患者是否有某种疾病（可能患者有某种不适合溶栓的疾病而家属不知道），这种情况是很少见的，医生也没有时间来进行全面检查甄别。从另一个角度考虑，如果不溶栓，则患者瘫痪的风险很大，这时溶栓还是首选的治疗方法。

也就是说，有明确溶栓禁忌证的不能溶栓，没有相应禁忌证的就尽可能溶栓。

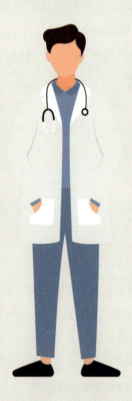

21. 在溶栓治疗前，医生和我谈了很多，我该如何决定？必须签字吗？

在溶栓治疗前，医生主要谈话内容包括是否适合溶栓、溶栓对患者是否受益、溶栓的风险等。

一般来说，医生对于治疗的适应证和禁忌证是掌握的。家属应该对医生多点信任、少点顾虑，早做决策以争取溶栓的时间，对于治疗效果是非常重要的。

溶栓的风险主要来自两个方面：一是急诊溶栓，患者是否有潜在的疾病是很难迅速查出来的，比如说患者有无无症状的胃溃疡、是否发生过无症状的脑出血、有无无症状的消化道肿瘤、有无血液病等，这些可能造成溶栓后出现严重并发症。此时很难花时间进行一一排除，不能"因噎废食"耽搁治疗（一般情况下，如果本次发病前没有相关疾病发作，医生就会默认为没有上述疾病）。二是每个患者的体质差异很大，对药物的反应是不一样的，有的会出现水肿、牙龈出血等情况。

总体来说，与其观察导致病情加重、瘫痪等，不如及时进行溶栓。但溶栓有风险，这个风险是由家属和患者本人承担的，需要家属和患者本人签字确认。我们团队现在如果遇到家属拒绝溶栓也必须签字；因为拒绝溶栓，患者的病情很有可能会进行性加重，而超过时间窗是不能溶栓的（即使病情加重了也不能溶栓）。这个世界上没有后悔药，医院药房也没有。

22. 患者在溶栓时，家属要注意什么？

作为一种特殊治疗，在溶栓时，医生和护士是会严密观察患者病情的。但由于急诊患者常常较多，医护人员有可能难以兼顾，这时家属的责任心就很重要了。家属应重点观察三个方面：一是患者的生命体征，溶栓的患者都有生命体征的监护仪，监护仪上的数字如果发生异常仪器就会报警，需要家属及时告诉医生或护士；二是注意患者有无不适，溶栓早期的副作用可以表现为头痛、反应迟缓等，也需要及时告诉医生；三是观察患者有无皮肤、牙龈等出血的症状，如果有则需及早停药。

23. 为什么有的患者溶栓效果好、有的效果不好？

有两种可能：一是血栓溶解效果好，患者血管再通的好，效果就好，反过来，如果血栓没溶开，则效果不好；二是脑组织损伤重，虽然血管再通了，但脑功能还没恢复。不过这种情况下，因为脑细胞获得供血了，后面会慢慢好转的。

24. 溶栓为什么有时间窗？

溶栓时间窗指的是患者从发病到用静脉溶栓药物之间的时间，国内外公认的标准是4.5个小时，原因有两个：

一个原因是脑组织对缺血缺氧非常敏感。研究显示，完全缺血缺氧后4分钟即可引起脑细胞不可逆的死亡；脑细胞一旦死亡将不可再生，这点与其他组织完全不同（比如皮肤或肌肉受损后可以重新长出来），脑细胞是死一个就少一个，不可能再重新长出来（至少目前科学家还没有方法）。

好在人脑也有保护机制，即让脑细胞在缺血缺氧后不会那么快坏死，这个机制便是侧支循环：脑血管之间有广泛的血管网络，一支血管闭塞导致其供血的脑组织缺血缺氧，邻近的血管通过血管网给予一定的代偿。正因为侧支循环的存在，使脑细胞不会出现完全缺血缺氧的情况，这些少量的血液和氧气供应为医生争得了抢救患者的时间。但这个时间不是无限长的，超过一定时间后脑细胞还会因缺血缺氧死亡。从脑细胞缺血缺氧到脑细胞完全死亡的这段时间，医学上称为"时间窗"。在时间窗内恢复脑供血，脑细胞就能恢复；超过时间窗后脑细胞可能已经死亡了，再供血也不能使其复活。

另一个原因是脑血管，在脑部缺血后脑血管本身也处于缺血状态，超过一定的时间，脑血管会不完整，此时如果溶栓后血流恢复了，血液则会通过破损的血管流到血管外面，导致脑出血。而发生脑出血后病情会明显加重，这是超过时间窗不能再进行溶栓的最主要原因。

25. 为什么有的脑梗塞患者超过4.5小时的时间窗，医生还可以进行溶栓治疗？

上文提到，脑细胞在缺血缺氧的情况下能存活的原因是侧支循环的存在，某些患者因为特殊结构导致其侧支循环非常好，虽然脑细胞和脑血管缺血缺氧时间很长，但影响不重，还有溶栓再通的机会（因为溶栓的效果比不溶栓的患者效果要好很多），也就是"超窗溶栓"。

医生会根据CTP（脑灌注检查）的检查结果筛选出一小部分有可能、有机会进行超时间窗溶栓的患者。

侧支循环是先天长成的，作为一个普通人，不能寄希望于此，而要靠掌握科学知识获得抢救的机会——这个机会就是要尽可能早到医院，争取4.5小时内到达医院急诊室。

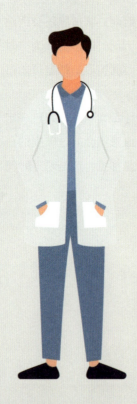

26. 脑梗塞的治疗，除了溶栓，还有哪些措施？

所有脑梗塞的治疗均包括以下几大类：

（1）基础治疗，主要是维护生命功能的治疗，将血压、呼吸、血氧、心率等维持在正常范围或治疗需要的范围内。

（2）特异性治疗，包括溶栓、取栓、支架等。

（3）抗栓治疗，主要有抗血小板聚集治疗和抗凝治疗等。

（4）抗动脉斑块治疗，如他汀类药物配合抗血小板药物治疗等。

（5）危险因素控制，包括高血压、高血糖/糖尿病、高血脂等。

（6）并发症治疗，如抗脑水肿、抗自由基治疗等。

（7）合并症治疗，如合并肺部感染的抗感染治疗、合并脑疝需要手术治疗、合并心衰的治疗等，因为年龄大的患者常常患有多种疾病。

（8）原发病治疗，每个患者的情况不同，医生会根据患者的情况采取以上若干治疗措施。

27. 超过时间窗的脑梗塞患者如何治疗？

对于超过时间窗的患者，医生会评估有无超窗溶栓的指征和有无取栓的指征，并做相应检查。

如果没有溶栓或取栓的指征，就会采取上面讲的脑梗塞治疗的其他措施。这些措施的作用主要包括防止血栓进一步扩大、促使缺血脑细胞的供血改善、保护脑细胞等，如果症状重则还要加用抗脑水肿药物。

28. 为什么有的脑梗塞患者需要做取栓治疗？

脑梗塞是由于脑血管堵塞所致的，小的血管堵塞可以通过溶栓药物把小的血栓溶解使血管再通，病情好转。但大的动脉堵塞，溶栓药物不能把大的血栓溶解，此时用介入的方法把血栓取出来，可以明显改善患者的预后。取栓治疗是目前治疗大动脉性脑梗塞最有效的措施。

29. 哪些患者需要做取栓治疗？

简单地说，重症脑梗塞需要进行取栓治疗，因为堵塞的血管越大、越是主干，症状越重。临床有几个初步判断标准：一是有心脏病的，尤其是有房颤或心脏瓣膜病的；二是瘫痪很重、完全不能动的；三是伴有不能言语的；四是双眼凝视的（眼球向一边斜）；五是有意识障碍的；六是眩晕伴有步行障碍且有高血压、糖尿病史的；七是病情进行性加重的。

除了以上几个标准，医生还有专业的判断方法，如 NIHSS 评分；通过病情的波动判断有无大动脉狭窄；通过 CTA/CTP/MRA（磁共振血管成像）的方法判断有无大动脉病变等。

30. 为什么要做取栓治疗？

一是因主干梗死、周围侧支代偿差，常导致严重的大面积脑细胞缺血坏死。前面讲过，脑细胞一旦死亡就不能再生，会导致严重的残疾，患者常常卧床不起、大小便不能自理。尽管这种情况已经相当严重，但患者至少活下来了。而另一部分患者因大面积脑梗塞引发严重脑水肿、脑疝形成，导致他们在急性期死亡。二是因大面积脑梗塞后出现严重并发症，如水电解质紊乱、严重肺部感染、严重肝肾功能不全等。

正因为如此，早期将堵塞大动脉的血栓取出使血管再通成为划时代的治疗方法，重症脑梗塞患者的预后得到大幅度改善。

31. 为什么有的患者取栓了仍然效果差？

大动脉堵塞引起的大面积脑梗塞总体预后很差，取栓治疗血管再通大幅度改善了患者的总体预后，但仍有部分患者因为梗死面积大、并发症严重而死亡。国际多中心随机对照试验研究证实，与传统治疗相比，虽然仍有15%左右的患者即使血管再通了仍然死亡，但大部分患者取栓后预后有大幅度改善，死亡率和残疾率均大幅度下降，差异具有显著性。取栓总体来说还是抢救了更多患者的性命，目前仍然是大动脉堵塞性脑梗塞首选的治疗方法。

32. 大面积脑梗塞除了取栓，还有其他治疗方法吗？

上文已经讲过，大面积脑梗塞就是大动脉堵塞所致的，而堵塞大动脉的原因除了心源性栓子，还有其他原因，如大动脉严重狭窄基础上的闭塞、血管夹层导致的血管病变等；对于这两种情况取栓就不合适，应当采用球囊和支架的方法再通闭塞的血管。

当然，具体采取哪一种介入方法，医生会根据介入过程中发现的患者病变性质来决定。总之，想尽一切方法让闭塞的血管再通、恢复脑组织的供血是最主要的。

33. 取栓也有"时间窗"吗？

是的，取栓也是越早效果越好。原因是脑组织缺血缺氧的时间越短，恢复越好；超过一定的时间窗后脑组织损伤是不可逆的，即使经过取栓实现了血管再通，已损伤的脑组织也不能恢复，这是导致患者死亡和残疾的主要原因。

34. 为什么有的患者取栓后发生了脑出血?

上文也介绍过,脑血管需要血液供应才能保证血管的完整性。在长时间缺血后,脑血管也因缺血而破损,血管再通后可能发生脑出血。目前还没有方法预测哪些患者出血风险高,有的患者不取栓也会发生脑出血(出血转化)。国际研究证实,和不取栓的患者相比,取栓组的治疗效果更好,且没有增加脑出血的发生率。

35. 为什么国际上建议对大面积脑梗塞患者24小时内可以进行取栓治疗?

这里有几个观点需要澄清:

(1)有些患者虽然大动脉完全堵塞了,但因侧支循环好,脑组织仍能获得一部分供血,从而避免了完全缺血坏死,这类患者经过取栓治疗实现血管再通后效果就更好。当然,这个需要医生做选择,把那一部分有可能从中获益的患者筛选出来。

(2)大面积脑梗塞的预后很差,很多患者因此而死亡或残疾,时间越久预后越差。

总体来说,哪怕只有很少一部分患者从治疗中获益,从统计学上也会显得获益很大;从个体上来讲,毕竟有一部分患者从取栓治疗中获益。

36. 取栓常识有哪些？

如果是小血管内的栓子，通过静脉溶栓就可以了。如果有个大栓子（多数是房颤引起的心源性栓子）堵住了脑部的大动脉，这时候用溶栓药是无法把血栓溶解掉的。最新的方法是用一个取栓装置直接进入脑血管内，把血栓拉出来，这样血管就再通了。

取栓也有时间窗，要求在发病后6小时内可以进行取栓。

如上所述，部分患者的侧支循环代偿好，超过6小时脑细胞仍存活。最新的研究发现，可以用一定的筛选标准把这部分患者筛选出来，这部分患者在发病后24小时内取栓都可以获益。当然，这也是很少见的情况。随着时间延长，大多数情况下会有更多的脑细胞因缺血缺氧死亡，所以还是强调取栓越早越好。

下图是取栓患者的图像。

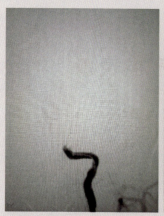 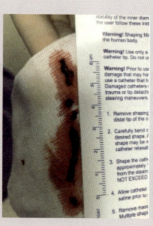 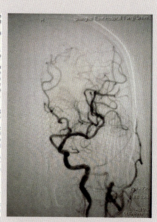

左图：取栓前血管不通　　中图：取出6cm血栓　　右图：取栓后血管再通了

37. 大动脉堵塞引起的脑梗塞，除了取栓还有其他方法吗？

其实，大动脉堵塞引起脑梗塞的原因远远不止栓子一种。我们团队很早就发现了这一现象，为了把这个问题说清楚，我们联合国内6家医院分析了752例大动脉闭塞性脑梗塞，发现除了心源性栓子堵住大动脉这一原因，还有大动脉狭窄、血管夹层、近端闭塞导致的远端低灌注等多种病因。对于后三种情况显然不能做取栓，因为取栓取的是血管内的栓子，后三种情况是血管壁本身的问题，如果采用取栓的方法则会加重病情。应当根据不同的病因采取不同的方法，这就非常考验医生的水平了。

这也就是我们团队反复强调的，大动脉闭塞性重症脑梗塞的介入治疗一定要由具有高级职称的医生亲自操作，需要医生有丰富的经验、足够的理论基础和缜密的临床思维能力。

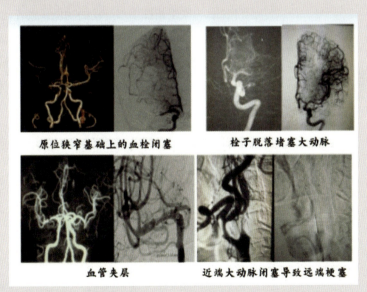

原位狭窄基础上的血栓闭塞　　栓子脱落堵塞大动脉

血管夹层　　近端大动脉闭塞导致远端梗塞

香港中文大学（深圳）附属第二医院卒中团队针对大动脉性重症脑梗塞的介入治疗包括取栓、球囊扩张、支架植入、闭塞开通、动脉溶栓等。选用哪一种方法完全取决于患者的血管病变是哪一类。在介入过程中准确、及时地识别血管病变的性质是选择介入治疗方式的关键。

38. 溶栓、取栓把血管再通了，患者就好了吗？

显然不会。

无论血管是否再通，脑细胞的缺血缺氧都已经发生了，除了再通闭塞的血管，更重要的是如何让缺血缺氧的脑细胞活下来、恢复功能。

事实上，有些患者并没有在时间窗内赶到医院或者没能得到及时的溶栓、取栓以再通闭塞的血管，但这些患者也恢复得不错，也能在中风后恢复到自己走路的状态，原因是医生想方设法让这些缺血缺氧的脑细胞尽可能不死，然后再用一些药促进侧支循环开放（就是老百姓讲的活血化瘀的药），这样缺血缺氧的脑细胞也能获得足够的供血慢慢活下来，再恢复指挥手脚运动的功能，患者就康复了。

当然，能在时间窗内溶栓或取栓的，要尽可能做，以便尽早恢复脑组织的供血。与未再通血管的患者相比，溶栓和取栓再通血管的患者群体恢复得更好。

39. 为什么溶栓、取栓后血管再通了，患者还没好？

溶栓、取栓解决了血管狭窄或闭塞的问题，再通了血管、恢复了脑组织的供血。但脑细胞因缺血缺氧导致的损伤还在，受损的脑细胞功能仍然存在障碍（仍然出现瘫痪和言语障碍）。

因此，溶栓、取栓后仍然需要认真、周全地治疗，让受损的脑细胞尽可能存活、尽可能恢复功能。

尤其是重症脑梗塞，病情非常危重，即使再通闭塞的大动脉，如果不能及时处理重症脑梗塞、逆转其病理改变，患者仍然很可能会死亡。

40. 做脑血管造影和放支架是一回事吗？

脑血管造影（DSA）是一种检查方法，放支架是一种治疗方法，两者既有联系，又有不同。

41. 哪些中风患者要做急诊脑血管造影？

当中风患者怀疑是血管本身病变又需要急诊处理时，就需要做急诊脑血管造影：

一种是蛛网膜下腔出血，这种出血绝大多数是因为血管本身病变引起的，在血管上有破口，如果不堵住破口就会继续出血导致病情加重，甚至危及患者生命。常见的病因是动脉瘤和动静脉畸形。医生通过急诊脑血管造影，找到动脉瘤或动静脉畸形后，及时对其进行治疗（后详述），可以从根本上解决患者的问题。

另外一种是脑血管堵塞，医生通过急诊脑血管造影，可以发现堵塞的部位并采取积极的介入方法打通堵塞的血管，从而恢复脑组织的供血。

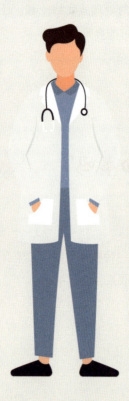

42. 为什么强调取栓后的围手术期的处理非常重要？

临床发现，在取栓手术过程中很少出现患者死亡的情况，取栓患者的死亡基本上都发生在取栓后。原因是虽然取栓后血管再通了，但重症脑梗塞还在，导致重症脑梗塞患者死亡的病理生理状况还在，这时医生有无治疗重症脑梗塞的能力和经验是决定患者存活的关键。

下面这例患者是从外院转过来的，香港中文大学（深圳）附属第二医院卒中团队对其及时进行了取栓治疗，使血管得以再通，但因患者来院前耽误的时间太久，脑细胞缺血缺氧时间太长，导致术后发生严重的脑水肿和早期脑疝，患者需要靠呼吸机辅助呼吸。由于香港中文大学（深圳）附属第二医院卒中团队有全面的重症脑梗塞救治经验，该患者最终转危为安，现已能正常行走了。该例患者的救治过程充分说明：取栓只是治疗重症脑梗塞的一个方法而已，患者存活的关键是诊疗重症脑梗塞的医生是否是脑血管病专科医生（是否具备神经内科脑血管疾病治疗的充足经验）。

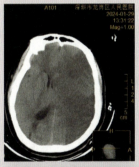

左图：1月29日显示左侧大脑半球CT低密度灶，脑肿胀、中线移位、脑疝形成。
此时患者靠呼吸机辅助呼吸，呈昏迷状态。

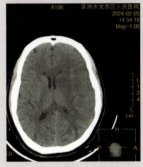

左图：2月5日CT显示上述异常CT征象已不见，患者已可下床活动。

43. 脑梗塞需要住院治疗吗？

如果没有特殊情况，建议脑梗塞患者住院治疗。因为脑梗塞是一个进行性进展的疾病，有的患者刚入院时病情还不重，但随时间推移，病情可能会逐渐加重。症状越轻说明脑部受损越轻、治疗效果越好。另外，住院后医生可以对患者进行全面检查，根据检查结果用药更具有针对性。

上文讲过，住院需要住进卒中单元，才能接受正规的中风治疗。

44. 中风后都需要监护吗？

中风监护有三个原因：

（1）中风是脑组织病变，大脑又是生命中枢所在地，极易出现生命功能改变。换句话说，就是随时可能出现生命意外或死亡，监护可以早期发现异常，早做处理。

（2）中风患者大多数本身存在一些基础疾病，比如高血压、心脏病等，也需要监护及时发现问题并处理。

（3）治疗性监护，比如患者的血压很高，医生使用降压药物后，血压降得如何也需要实时观察，降不下来不行、降多了也不行；再比如需要监测氧饱和度、心率等，这些指标也是治疗过程中医生必须了解的。

正是由于以上情况，中风患者进监护室后医生会马上对患者进行生命体征监护。

45. 中风住院要做哪些化验及检查？

主要包括以下几类：

（1）常规化验，包括肝肾功能、电解质、心功能、肌酶、血尿常规等。主要是了解患者的基本情况，选择合适的药物。比如说某位患者的肝功能不好，有些药就要慎用。

（2）血栓方面的检查，主要有血小板计数、凝血功能、血小板聚集率等，这些检查可以了解疾病的病理生理状态，有利于指导治疗。

（3）危险因素检查，包括血脂、血糖、同型半胱氨酸等，控制危险因素对疾病治疗、预防都非常重要。

（4）脑血管病诊断检查，主要是做CT来鉴别脑出血或脑梗塞，做MRI来确诊是否为脑梗塞。

（5）血管检查，脑血管病自然是脑血管出问题了，所以要行脑血管检查，包括无创的CTA、MRA，最准确的是DSA，也就是俗称的"造影"了。DSA可以准确地知道有无动脉硬化、有无血管狭窄以及狭窄百分比，是选择安放支架还是选择用药物治疗，现在已成为脑血管病的一个重要检查了。

（6）感染及炎症指标，这类检查对查找病因，尤其是少见病因有很重要的价值，即使是阴性也需要排查。

46. CT 有哪几种？MR 有哪几种？

普通 CT 主要用于急诊鉴别脑出血或脑梗塞，或者在疾病过程中判断疾病是否发生改变，如脑梗塞患者应用抗栓治疗后有无脑出血等，具有简单、快速的特点。

增强 CT 主要包括 CTA 和 CTP，CTA 是检查血管有无堵塞或堵塞位置的；CTP 是检查脑血管灌注情况的。

MRI 检查在脑血管病中主要用于判断是否有急性脑梗塞。上文讲过 24 小时内做 CT 不一定能发现脑梗塞，而 MRI 可以迅速判断患者是否有脑梗塞；同理，当患者病情变化，医生怀疑其有脑梗塞再发或脑梗塞病灶扩大的情况时，首选做 MRI 检查。

MRA 也是 MR 检查的一种，通过 MRA 可以了解脑血管病变的情况，可以平扫，也可以利用药物做增强。

MR 增强检查除了可以更清晰地分析脑血管情况，也可以判断脑血管灌注情况。MR 的序列很多，每个序列都有其特殊的临床意义，医生会根据患者的病情需要进行选择。

47. 为什么中风患者住院了要做好几次 CT/MRI？

鉴别脑出血还是脑梗塞最重要、最简单、最可靠的方法就是做脑CT。就诊时为了鉴别需要做，用了溶栓药物后需要做，病情变化需要做，鉴别是否出血了或是脑梗塞加重时也都需要做。因为简单、快速，病情变化时医生就会让患者做CT；换句话说，当医生需要患者做CT时是因为医生需要迅速判断患者颅内是否出现问题，需要家属积极配合。这时候任何质疑、询问都是多余的，都会耽误患者病情。

磁共振是种检查机器，在这种机器上开发的检查方法非常多。脑CT只有一个序列（脑组织）或加一个骨窗序列，而常规磁共振就有T1、T2、DWI、FLAIR等多个序列，更不用说还有特殊序列比如SWI、功能磁共振等，以及检查血管的MRA。所以医生安排很多个磁共振并不是说要重复做同一个检查（这一点与CT复查不同），而是磁共振这种机器可以做很多种不同的检查。

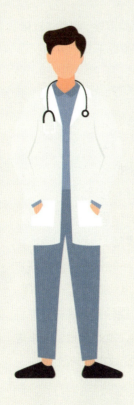

48. 什么情况下需要复查脑CT/MRI？

上面已讲过CT复查，一是病情变化，二是使用特殊药物后担心出血转化。MRI复查也是为了了解病情变化情况。比如当患者病情有变化，CT检查结果显示没变化（提示没出血），但CT对急性脑梗塞的变化不敏感时，就需要急诊做MRI。

49. 卒中单元有哪些处理？

除专科检查和特异性治疗如溶栓、取栓、抗栓、抗脑水肿等治疗，还应包括至少以下几个方面：

（1）专科监护。
（2）专科评估。
（3）专科神经影像检查。
（4）专科护理。
（5）环境处理与院内感染控制。
（6）吞咽评估、鼻饲、营养管理。
（7）压疮管理、深静脉血栓预防。
（8）良肢位摆放与早期康复。
（9）其他并发症和合并症的处理，包括高血压、高血糖/糖尿病、高血脂、电解质紊乱、感染等。

以上处理只有专科医生才能做到，这些是专科治疗的基础，就像建房子一样，地基是根，如果地基打不好，后面的治疗则不可能取得好的效果。

50. 脑梗塞治疗分几个阶段？

一般分为四个阶段：

（1）超早期治疗，主要是尽早再通血管。

（2）急性期治疗，主要目标是针对受损的缺血脑细胞进行治疗，尽可能促进脑细胞功能恢复；同时需要查找脑血管病的危险因素，在这个过程中还需要尽可能保住患者的生命。

（3）康复期治疗，就是患者生命保住后如何尽可能让肢体恢复功能，让患者走起来，恢复生活能力。

（4）预防再发，因为脑血管病有常见的危险因素，极易再发，每一次发作都会加重病情，从而导致残疾，因此需长期使用预防性药物。

51. 为什么脑梗塞或脑出血的患者常常出现心脏、肾脏、肺等方面的疾病？

有两个原因：一是脑血管病（脑梗塞或脑出血）多见于老年患者，年纪大了、合并症多，本身就容易患各种疾病；二是脑血管病的病理生理基础如脑动脉硬化、动脉狭窄等常常是全身性疾病，如脑动脉狭窄的同时常常有心脏动脉狭窄、肾动脉狭窄、肺动脉狭窄、下肢动脉狭窄等，所以脑梗塞的患者常有心肌缺血/心肌梗死、肺梗死、肾功能不全等疾病。

所以一个优秀的脑血管病专科医生除了会治疗脑血管病，还需要有足够丰富的经验来处理这些全身并发症。

52. 脑血管病有哪些并发症？

包括脑部本身的并发症，如脑水肿、脑疝等，这些并发症是引起患者死亡的主要原因。还有就是全身性并发症，包括电解质紊乱、肺部感染、脑内脏综合征（心电图ST-T异常、肌酶异常、呼吸紊乱及缺氧、上消化道出血、肾功能下降等）、褥疮、深静脉血栓／肺栓塞等。

事实上，除脑干梗死直接累及脑干的呼吸心跳中枢，绝大多数死亡的脑血管病患者都死于并发症（脑疝或全身系统性并发症）。换句话说，能否在治疗脑血管病的同时，识别、预防、处理上述并发症是改善患者预后的关键。这些知识是一个脑血管病专科医生的基本功，也是脑血管病治疗的第一个重大突破，即卒中单元的要求。

这也是为什么我们团队反复强调脑血管病需要由脑血管病专科医生诊治，只有掌握"卒中单元"才能进行特异性的溶栓、取栓治疗——脑血管病患者收入卒中单元治疗是欧美和中国各大指南中均明确指出的。

53. 为什么有些患者来医院时还能走，治疗后病情反而越来越重了？

这主要是疾病本身特点决定的，有三个原因：一是脑血管的问题，如果血管未再通，随着时间延长血管堵塞越来越重，自然症状也越来越重；二是脑组织随时间延长缺血缺氧越来越重，超过一定时间脑细胞可能就坏死；三是发生了并发症。因为呼吸、心跳等都归脑管，如果脑部出现问题，患者呼吸心跳也会不好，再反过来导致脑组织缺血、缺氧加重，循环往复，病情当然也会越来越重。

54. 用药后患者病情越来越重怎么办？

因为脑梗塞是脑血管出了问题，如果症状越来越重，医生多数会认为动脉内血栓在扩大，会选择使用CTA或MRA查看血管堵塞情况，或者直接行DSA查看血管堵塞情况。多数情况下需要通过介入的方法将堵塞的血管再通，包括动脉内溶栓、取栓、球囊扩张、支架等，具体采用哪种方法，由医生根据患者术中的情况而定。

55. 如何从 CT 上判断脑出血和脑梗塞？

因为脑出血的 CT 表现为高密度灶（白的），而脑梗塞则没有高密度灶，所以通过 CT 能迅速将脑出血和脑梗塞区别开来。

脑梗塞 6 小时内，CT 可以表现正常，24 小时后 CT 可以见到梗死区低密度灶。当然，早期大面积脑梗塞 CT 也有一些不那么明显的征象。

56. 如果是脑出血，下一步如何处理？

脑出血是因为脑血管破裂，导致脑实质内出血（简称脑出血）或脑表面出血（被称为蛛网膜下腔出血），这两种出血不仅出血部位不同，在临床表现、病因、治疗手段也存在差异。基本上可以通过 CT 判断出来。

对于脑实质出血，小量的可以采取药物治疗，大量的则需要采取清除血肿的方法，包括微创抽吸、开颅手术等。

对于蛛网膜下腔出血，因多数是脑动脉瘤所致的，常常需要急诊介入治疗先将破裂的动脉瘤堵住，然后再采取药物治疗。

57. 脑出血的药物治疗有哪些？

主要有两大类，一是止血药物，防治出血进一步加重；二是抗脑水肿药物，将水肿尽可能控制在代偿范围内，以免发生脑疝导致患者死亡。其他治疗药物还包括病因治疗，如控制高血压；合并症治疗，如肺部感染、消化道出血等。

58. 脑出血的病因有哪些？

脑出血的最常见病因是高血压，控制高血压可以大幅度降低发生脑出血的概率。此外血管畸形、凝血异常等也会引起脑出血。

最近临床上发现有越来越多患者的脑出血与服用"活血化瘀"的药物有关，如三七粉、红花、丹参等，因为这些药物是影响凝血功能的，临床上没有方法进行止血，许多患者服用这类药物后症状越来越重，最后导致死亡。鉴于此，我们不推荐老年人自行服用这类药物作为预防脑梗塞的保健措施。

59. 脑出血都需要手术吗?

脑出血最大的危险是占位效应,因为大脑的容积是有限的,如果脑出血了,脑内容物增加,脑压则会增高,增高的脑压使脑组织向压力低的部位移动。脑内唯一向外沟通的孔洞是颈部的枕骨大孔,脑组织如果向下压则会将脑子卡在颈部,即发生脑疝。因为这个部位是呼吸、心跳的中枢,一旦这个部位受压,就会造成患者呼吸、心跳停止的情况。

脑出血后脑压增加的另一个原因是出血后脑水肿,脑组织肿胀同样会引起占位效应,有发生脑疝的可能。

60. 脑出血的手术治疗有哪些?

脑出血的手术治疗包括血肿清除的手术和降低脑压的手术,前者包括微创出血抽吸术、开颅血肿清除术,后者包括去骨瓣减压术、脑室引流术等。

61. 脑出血的患者需要做哪些检查？

一是CT检查明确是脑出血；二是脑血管检查；三是化验检查，有无出凝血异常、肝肾功能和电解质情况如何；四是心肺检查。

62. 中风患者在什么情况下需要做脑血管造影？

简单地说，就是需要了解脑血管本身的病变情况时需要做。

一般情况下，医生会先对脑血管进行无创检查，包括颈动脉超声、CTA和MRA，如果发现问题比较严重，就需要做DSA。

63. CTA、MRA、DSA有何不同？为什么做了CTA/MRA，还要做DSA？

CTA（CT Angiogram），又称CT血管成像。简单地说，就是先对脑做一个薄层扫描，然后打造影剂（药），再进行第二次薄层扫描，用计算机将第二次扫描的图像减去第一次的,就得到这一个平面的多个血管点(因为造影剂只在血管内有,两次扫描只有血管不同,其他的组织是相同的,前后相减无差别),当计算机将多个平面的多个点连成一串时就组成了一个血管的连续像。

MRA(MR Angiogram),又称 MR 血管成像,其简易原理是:做 MR 时医生要求患者头不动,但此时脑内有一种结构一直在动——血液在流动,将其信号提取出来后进行重组就是 MRA 图像。

DSA(Digital Subtraction Angiography),又称数字减影血管造影,简称脑血管造影。它是通过将造影导管直接送到相应血管开口,一个一个的血管分别注射造影剂、高速拍片,获得的一系列血流图像,因为直观、动态且对脑血管病变观察清楚,是发现脑血管病变的金标准。

大家要注意区分:CTA 与 MRA 都是计算机处理后的间接图像,优点是无创、简单、便宜;缺点是后处理图像,对脑血管病变观察不是十分清楚,只能作为初筛;DSA 是直接观察脑血管本身,诊断准确,缺点是需要专门进行血管造影。

CTA、MRA、DSA 都有 A,但表达的不是同一个意思,前两者是 Angiogram,中文译成图像,是静态的;后者是 Angiography,中文译成血管造影,是动态的。可能有些放射科报告不是很严谨,把 CTA 写成 CT 血管造影,这是不对的。

64. 什么是双抗?

血栓的形成和扩大导致血管堵塞是脑梗塞(心肌梗死)的重要原因。因此,抗血小板聚集治疗是防治脑梗塞(心肌梗死)的一类重要药物,其通过作用于血小板聚集的不同环节产生不同的抗血小板聚集作用,或者说激活血小板有多个途径,当用一种抗血小板聚集药物阻断某一途径时,血小板可以通过其他途径被激活而形成血栓。因此,多种药物同时使用,通过多途径拮抗血小板的聚集就可以产生较好的抗血栓效果。目前常用的双抗组合为阿司匹林+氯吡格雷。

65. 双抗治疗有危险吗？会出血吗？

血小板本身有止血的作用，手上划破的小口子、抽血后的针眼，甚至消化道出血都要靠血小板发挥作用来止血。脑梗塞的发生常常是因为血小板被过度激活所致的，所以需要抗血小板聚集治疗，以达到较好的治疗效果。双抗本身对正常的血小板聚集是不利的，也有导致出血的风险。当然，这种风险相对脑梗塞的风险是很小的，因此，临床上仍然首选双抗来治疗脑梗塞，但同时需警惕出血的副作用。

66. 他汀类药物治疗中风有什么好处？

他汀类药物治疗（简称他汀治疗）有两大好处，一是降低低密度脂蛋白胆固醇（LDL），二是可以稳定斑块和防止斑块进一步扩大，预防脑梗塞的发生。

67. 什么是双抗+他汀治疗？

通过十余年的临床研究，发现给予双抗+他汀治疗对防治急性脑梗塞的血栓扩大方面有明显效果，双抗+他汀治疗已成为急性脑梗塞的标准治疗方法之一。

68. 他汀治疗有什么危险？

他汀类药物可以降低LDL，但胆固醇本身对机体是有益的，比如细胞膜和脑组织中就有大量的胆固醇，所以在使用他汀降低胆固醇时也面临着各种风险，包括肝肾功能损害、肌肉损害等，严重的还会危及生命。但通过其长期在人群中的大规模应用，发现只有极少数特异质的患者会出现上述损害。不过医生为稳妥起见，认为服用他汀类药物的患者每2~3个月要检验一次肝肾功能和肌酶。

药物在体内是通过肝肾代谢的，因此，有肝肾功能异常的患者尤其要注意。中风患者常常伴有隐性的肝肾功能损害（中风是脑血管受损，这类患者常常有肾脏血管、肝脏血管、心脏血管同时受损的情况，而患者对此并不自知），这就是医生反复叮嘱患者要定期复查化验的原因。

69. 以前得过脑出血,还能吃阿司匹林吗?

首先,要搞清楚,为什么要吃阿司匹林?有服药的必要吗?长期服用阿司匹林是为了预防脑梗塞,也就是说当患者有脑梗塞的危险因素时才需要服用。

其次,要搞清楚脑出血的原因。有些脑出血的原因与血液本身有关,这种患者可能就不适宜服用阿司匹林。一般而言,脑出血的患者如果需要服用阿司匹林,多数应在脑出血后半年左右开始,但前提是脑出血的病因已经消除。

70. 以前有过胃出血,还能吃阿司匹林吗?

如果不是胃出血急性期,也就是说没有活动性出血就可以用阿司匹林。

遇到这种情况临床上有两个解决方法:一是换用其他类型的抗血小板聚集药。二是一定要用阿司匹林的情况下,可以加用质子泵抑制剂或胃黏膜保护剂。

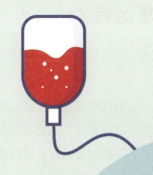

康复篇

积极康复治疗

早日回归社会

71. 中风后为什么强调早期康复治疗？

无论抢救多么及时，脑梗塞总是会造成或多或少的脑细胞受损或死亡，这些受死亡的脑细胞所支配的功能就会发生缺失。早期康复治疗可以促进邻近的神经细胞产生新的突触联系以替代之前死亡神经细胞的作用、恢复神经功能。

早期康复治疗的另一个重要作用是预防残疾。让肢体处于功能位，比如说正常走路时脚是中间垂直于下肢的，瘫痪后患者的脚常常下垂外翻。如果瘫痪肢体不放置于功能位，脚的位置不对，则会对肢体有力量后的功能恢复产生不利影响。

72. 中风康复治疗的目标是什么？

中风康复治疗的目标是减少并发症、减少后遗症的发生、减轻家属的精神负担和经济负担，使患者早日回归家庭和社会。

康复团队由康复医生和治疗师组成，治疗师包括运动治疗师、物理治疗师、言语治疗师、作业治疗师及心理康复师等。

73. 中风后有哪些康复手段?

中风后的康复手段很多,卒中中心能开展的康复手段包括:

吞咽障碍治疗、言语障碍治疗、认知障碍治疗、运动障碍治疗、物理因子治疗(高频、中频、低频等电疗设备及气压循环治疗设备等)、作业治疗、传统康复治疗(针灸、推拿等)、康复工程(假肢及矫形器等)、心理治疗等。

具体到某个患者使用何种康复手段,康复医生会根据中风患者情况择优采取,大体上说,哪部分功能受损就康复哪部分。

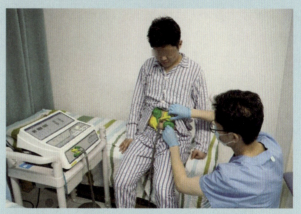

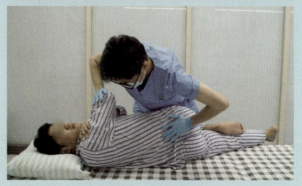

74. 中风患者如何进行康复治疗？

早期：可以在患者床边进行，比如良肢位摆放、被动肢体运动、传统的推拿按摩、针灸、神经肌肉电刺激、气压治疗、大小便的训练、主被动的器械训练等。

中期：针对软瘫期。利用各种方法恢复和提高肌张力，诱发肢体的主动活动。在康复过程中应鼓励患者在床上进行主动活动。也可以选择外骨骼机器人早期模拟正常步行，减少肌肉萎缩、增加运动量、锻炼心肺功能。针对痉挛期。以控制肌痉挛和异常运动模式，促进分离运动的出现为主。

运动训练按照人类运动发育规律，循序渐进，翻身→坐→坐位平衡→双体立位平衡→单膝立位平衡→坐位→站立平衡→步行。

后期：可以在康复治疗室完成，如肌力训练、力量训练、精细动作训练、平衡训练等，或者认知功能训练、吞咽训练、言语训练，以及日常生活能力训练、职业训练等。

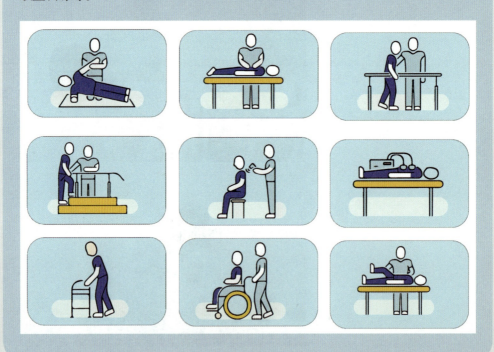

75. 中风康复治疗什么时候最佳？

中风康复治疗越早越好，最佳康复干预"时间窗"是指中风后的 3 个月内。在此段时间内接受康复治疗，患者可以恢复得更快、更好；超过这个时间，患者恢复的速度相对较慢，康复疗效相对欠佳，但并不是说没有效果。随着现代康复技术的进步，一些新技术、新设备不断涌现，也进一步提高了中风慢性期的康复疗效。

具体什么时间启动康复治疗，国内外专家一致认为只要患者生命体征稳定，中风 24～48 小时后就应该接受早期、规范、及时的康复治疗。

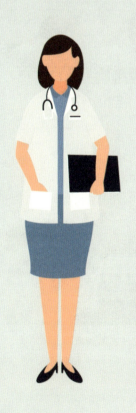

76. 什么是良肢位摆放？

良肢位摆放有利于患者肢体功能恢复、减少后遗症。从入院开始，不管患者是否清醒，均可以开始良肢位摆放。专业护理人员会根据患者有无肺部感染，皮肤有无压疮及患者输液部位等情况进行调整。

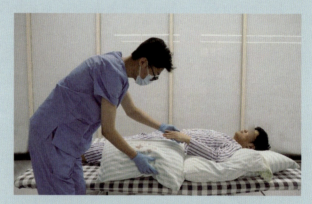

仰卧位良肢位摆放（左侧偏瘫）

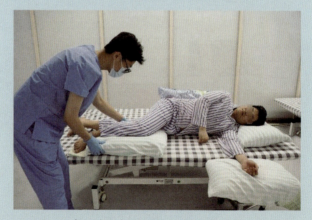

患侧卧位良肢位摆放（左侧偏瘫）

77. 床上体位转移注意事项有哪些?

床上体位转移需注意偏瘫侧肢体有无关节脱位、偏瘫肢体肌张力和活动度大小。床上体位转移应由医护人员或家属对患者进行患侧辅助,患者自己健侧协同完成。

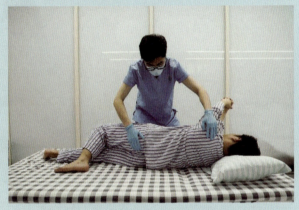

床上体位转移:仰卧位向健侧卧位转移(左侧偏瘫)

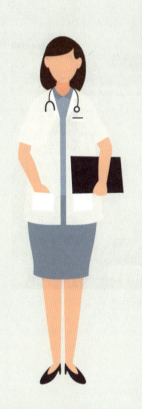

78. 关节活动度训练注意事项有哪些？

关节活动度训练力量要由小到大，活动范围逐渐加大，以不引起患者疼痛和血压、心率变化过大为原则。

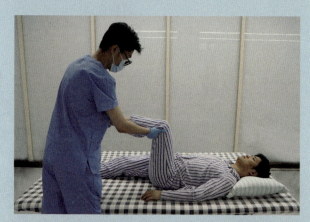

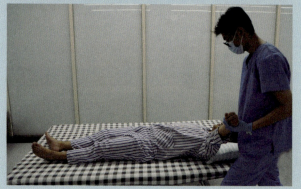

患侧肢体主、被动康复训练

79. 吞咽障碍如何进行康复治疗？

康复治疗师会评定患者吞咽障碍的严重程度，严重患者需要插鼻胃管，进行鼻饲饮食，轻症患者可以进行咀嚼、发音等训练以改善吞咽功能。

康复治疗师根据患者吞咽问题，制订合理的吞咽训练方案，包括进食训练、吞咽电刺激、球囊扩张训练等。

患者及家属一定不能急于求成、不听医嘱、过早喂食，否则可能发生误吸甚至窒息等。

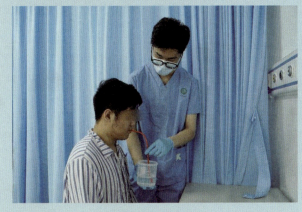

吞咽障碍的进食训练

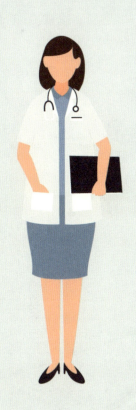

80. 如何协助中风患者下床活动？

患者要意识清醒，能够配合并具备下床活动的身体条件。

患者坐起后，无明显头痛、头晕或眩晕、恶心及呕吐等症状。

需观察患者躺在床上的时候，偏瘫下肢能否抬离床面，并且维持1分钟。

下床活动前最好在床上排尽大小便。

在康复治疗师的指导下，逐步下床活动，早期或肌力较差时患者需要在家属及陪护的协助下下床活动。

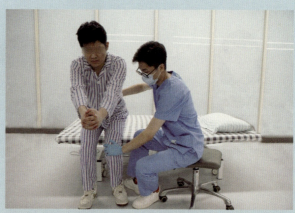

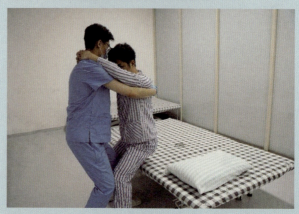

床边坐位与站立位转移训练

81. 中风的康复程度，与哪些因素有关？

中风康复治疗能让患者恢复到什么程度，主要影响因素有三点。

（1）脑组织损害的严重程度。脑梗塞或者脑出血造成的脑损伤的大小、部位决定了总体预后。

（2）治疗是否及时、有效。及时、有效的治疗可以控制疾病的发展，使脑损伤的程度降到最低，为康复奠定一个良好的基础。反之则可能造成神经功能损伤加重，导致不同程度的残疾，甚至可能危及生命。

（3）康复及功能训练。中风后是否进行了早期、持续、正确的康复训练，是决定中风患者康复疗效的另一重要因素。其他影响康复效果的因素，更多地与患者本人的自身情况有关系，如患者有没有合并症、并发症。若同时发生了心肌梗死、糖尿病、肾功能不全、慢性阻塞性肺病等，将影响康复训练的时间和训练量，从而影响康复的效果。

部分患者因为脑损伤，会出现语言交流障碍。因为康复治疗需要治疗师与患者进行主动、有效的交流及配合，如果存在交流障碍，将影响康复效果。如果患者有合并精神症状，影响将更加明显，患者存在冲动、违拗等不配合行为，都会影响康复效果。

还有部分患者存在认知功能障碍，这是目前康复领域的一个难题。患者表现出总体的智力下降，对于各种康复措施的理解程度、配合程度严重降低，也是影响康复效果的重要因素之一。

82. 中风偏瘫患者的常见心理和情感障碍是什么？

中风患者除具有一般患者的心理变化外，还有因脑部功能损伤而产生较严重的心理障碍，它可以发生在整个中风过程中，并影响患者肢体运动功能的恢复，具体表现为以下几个方面。

（1）否认：早期对疾病不理解、否认。在患者有体觉忽略征有或体象障碍时，患者因感到四肢能动，所以完全否认偏瘫，而且会持续一定时间，前者是一般心理反应，而后者是中风时脑皮质损伤而特有的心理障碍。

（2）愤怒：为什么让我瘫痪？拒绝合作、拒绝饮食。

（3）过望：期望早期恢复快，患者急于迅速甚至完全恢复。

（4）抑郁：焦虑、悲观，或过望与失望交替反复出现。

（5）接受：接受偏瘫这个现实。

以上不同阶段的心理会严重地影响运动功能的恢复，比较两个同样病情的患者，有心理和情感障碍的患者其肢体运动功能恢复要慢得多。

83. 中风患者出院后如何进行家庭康复锻炼？

家庭康复锻炼至关重要。由于中风患者的后遗症不尽相同，需根据患者不同病情制订针对性的家庭康复锻炼计划。具体可总结为以下几个方面。

（1）肩关节及肩胛训练：取坐位，患者有意识地进行上抬肩胛部的运动，每次持续3～5分钟；亦可进行爬墙摸高的运动，锻炼中应逐渐增加摸高的高度。

（2）上肢训练：患者可用健手辅助患手运动或者家属辅助被动运动抬高上肢、伸展肘关节、旋转腕关节、伸展手指关节等；亦可双手交叉握拳，用健手带动患手伸肘后向上抬高上肢；手功能训练可用患手进行抓、握、捏拿等相关训练；每次均可持续3～5分钟。

（3）下肢训练：取床上坐位，保持双膝关节伸直，适当前后摇晃上身或者尽量前倾上身进行屈髋不屈膝训练；取床边平躺位，双膝关节屈曲垂于床沿，进行屈膝不屈髋训练；反复循环练习站立坐下的坐椅子动作或者在床上练习双膝跪动作，进行屈髋屈膝训练；每次均可持续3～5分钟。

（4）踝关节训练：从小斜坡逐渐过渡到大斜坡进行站立；取床上坐位，用毛巾牵拉踝关节使其处于背伸位；亦可进行坐或卧位的反复勾脚训练；每次均持续3～5分钟。

值得注意的是，在康复锻炼的过程中，家属应注意控制患者的运动量，一定要在患者可承受的范围之内，循序渐进，以避免出现患侧关节脱位或肌肉拉伤等不良后果。另外，康复训练前期需要专业指导，稳扎稳打，做好基础训练，不要急于求成而

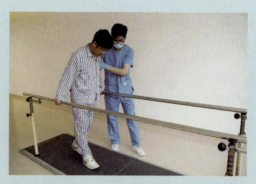

步行训练

盲目练习。不正确的练习或超负荷训练往往易造成许多问题，包括划圈步态、拖拉步态、挎篮手、局部肌肉或关节损伤等。

同时，家庭康复中要注意患者的饮食调理。坚持低热量、低脂肪、低胆固醇以保持血压、血糖、血脂的稳定，坚持高膳食纤维、高维生素，适量进食碳水化合物、蛋白质以保证营养充足、促进胃肠消化，多吃水果和蔬菜，避免过饱或过饥，忌烟戒酒，鼓励患者多饮水等。

此外，心理疏导也是家庭康复中不可忽视的重要环节。中风多是突发，且多数患者病后生活不能自理，需在家属的照料下生活，很容易出现焦虑、抑郁等情绪，进而影响康复锻炼的积极性。因此，中风患者进行家庭康复时，家属需有足够的耐心，不仅要增加对其的陪伴，而且要多鼓励患者，帮助其克服不良情绪，使其积极主动地配合康复锻炼。

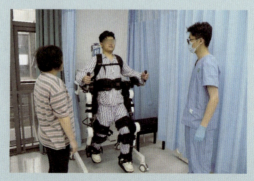

下肢智能机器人辅助步行训练

84. 远程康复是怎么回事?

中风后瘫痪的康复对患者的功能恢复非常重要。但中风患者因为行动不便,到医院康复需要有人陪同,还要考虑车辆交通、楼层上下等诸多因素,费时费力,导致许多患者放弃康复,最后留下残疾,甚是可惜。

远程康复就像远程教育一样,线上面对面教学,可以是康复治疗师对患者,也可以是康复治疗师对家属,可以在家里实现到院效果,这样就省时省力,家属也不需要专程陪同患者到医院,这种方式受到了患者及家属的欢迎。研究已证实,居家远程康复可以达到常规康复同样的康复效果,为患者带来更多的康复模式。

85. 中风康复治疗常见的误区有哪些?

(1) 中风后休养一段时间再做康复。

根据目前的临床研究结果,中风患者生命体征平稳,48小时后即可进行早期康复训练。中风后的3个月内是最佳的康复时期,称为"黄金康复期",在此期间功能恢复较快,有利于建立康复信心。

中风后早期进行康复治疗能够更好地促进功能恢复,并能预防深静脉血栓形成、肌肉废用性萎缩、压疮、坠积性肺炎、关节挛缩等并发症。通过向中枢神经系统不断输入运动、感觉等刺激,促进脑功能恢复,提高患者的运动控制能力,进而提高其生活质量。

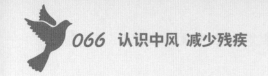

（2）早点下地走路恢复得更好。

偏瘫是中风常见的功能障碍，肢体功能的康复就像婴儿学习走路一样，是一个循序渐进的过程，在双下肢具有负重能力且各关节能够较协调地屈伸时，才能开始步行练习。

如果没有经过专业的康复评估和训练，过早地勉强站立、行走，则会导致或加重关节损伤疼痛。由于下肢僵直，走路时患肢相对健侧"长度"增加，只能借助骨盆上提将患肢拉起，再向外侧画弧线至身体前方，形成典型的偏瘫步态——"划圈步态"。一旦形成错误的步态，想要纠正就比较困难了。

（3）康复完全是康复医生和治疗师的事。

部分患者家属觉得到医院进行康复治疗，就都交给康复医生和治疗师了，他们只管患者的饮食和起居。但中风康复的最终目的是要患者回归生活，康复过程是长期的甚至是终身的，因而这个过程需要患者、家属、医护人员的密切配合。

在康复治疗师给患者做康复治疗时，家属应多看多学，掌握基本的体位摆放、翻身坐起、床-轮椅转移的方法，还可以学习一些简单的关节活动方法、牵伸方法及力量训练等，以利于后期家庭康复训练的顺利进行；还需要在康复专业人员的指导下进行家庭环境改造，以增强家庭防护措施，防跌倒、防坠床。另外，也要营造温馨轻松的家庭氛围，保证亲人陪伴，激发患者的康复愿望，主动积极配合康复治疗，这些都有利于患者的功能康复。

（4）患者进行康复训练，会很快见效并且能恢复到患病前的状态。

临床上经常有家属问："康复多长时间才能恢复到病前的状态"，或者"康复有好几天了，咋还不能走呢，这个手也不能动"。

我们知道，大脑内神经细胞的损伤是不可逆的，也就是神经细胞一旦受损就不可恢复，所以大部分患者都会遗留功能障碍。康复是通过反复的感觉运动刺激，激发大脑的潜能，代偿受损的那部分脑组织的功能，这是一个漫长的过程。

（5）对于吞咽功能障碍，越早经口进食恢复越好。

中风后出现进食呛咳、饮水呛咳等吞咽功能障碍，需要鼻饲饮食，部分家属认为留置胃管影响患者的美观和舒适度，应该早点经口进食锻炼吞咽功能。殊不知，这种行为是十分危险的。

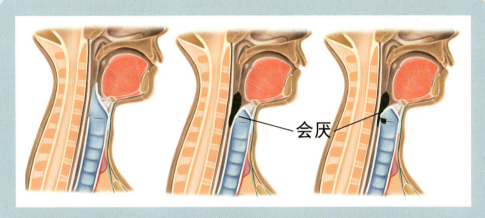

左图：呼吸状态　　　中图：正常吞咽　　　右图：吞咽困难（会厌功能不全）

吞咽障碍的患者由于缺失良好的咽喉保护机制，吞咽时气管未完全闭合，极易引起食物经气管吸入肺内，引发吸入性肺炎，甚至窒息。大部分患者存在隐性误吸，即发生误吸时却没有表现出明显的呛咳、气急等症状，等到出现呼吸困难时或已进展为较严重的肺炎。

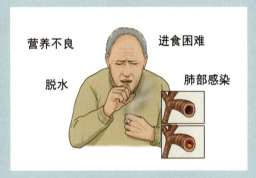

因此，对于存在吞咽困难的患者，应在康复科进行全面的吞咽功能障碍评估，选择针对性的吞咽功能训练和进食方式。在治疗一段时间后，再次评估患者是否具备经口进食能力，评估通过后才能在吞咽康复治疗师的指导下逐渐开放经口进食。

86. 中风后饮食上要注意什么？

饮食上要注意低盐、低脂，多吃蔬菜。

87. 中风后多长时间复诊一次？

中风后的3个月内，是中风恢复的关键时期，也是中风复发的关键时期，一般要求患者每半个月复诊一次。以后每1～3个月去专科复诊就可以了。

88. 中风后为何还要定期检查？

每一次中风复发，都会有一定程度的后遗症，累积下来最终会影响患者的日常生活。因此预防复发是中风恢复后的重中之重，定期复查就显得尤为重要。另外复查还能检查肝肾功能、肌酶等，及时发现药物产生的副作用。

89. 中风后要服用哪些药物？

主要包括以下几类：
（1）二级预防药物，包括双抗＋他汀等，有房颤的患者用抗凝药。
（2）控制危险因素药物，包括降压药、降脂药、降糖药等。
（3）促进神经功能恢复的药物。

90. 中风后服药是终身服还是服一段时间后就可以停了？

中风后的强化治疗一般持续3个月。3个月后转为常规治疗，多数为单抗+他汀，建议终身服用，每3个月常规化验血脂、血糖、肝肾功能和肌酶。

91. 为何中风患者出院后医生还要求定期做化验？

主要有两个原因：

（1）中风的危险因素控制得如何需要通过化验了解，如血糖、血脂控制情况。相应化验结果可以指导医生调整用药。

（2）有些药物如抗血小板聚集药、降脂药的效果如何也需要通过化验了解；同时，少部分特殊患者在用药后可能出现副作用，如肝肾功能损害、肌肉损害等，及时复查肝肾功能和肌酶有助于早期发现异常，及时调整药物。

一般而言，患者出院后的一年内医生会要求每2～3个月空腹验血一次，即使各项检验结果正常，后面也必须复查，但时间间隔可以放宽。

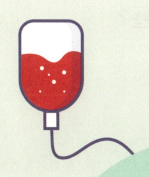

预防篇

控制危险因素
减少中风发病

92. 引起中风的危险因素有哪些？

中风的危险因素包括两大类：

（1）不可干预的。比如年龄、女性绝经、中风家族史等，年龄越大越容易中风，但年龄不能变小，所以干预不了。

（2）可干预的。这一类危险因素很重要，及时发现并进行干预可以大幅度减少中风的发生。医生给患者交代的主要是这一类危险因素，包括高血压、高血脂、高血糖——俗称"三高"，还有运动不足、吸烟等。

如何干预这些危险因素呢？一是要低盐、少油，这对降低血压、降低血脂、降低血糖非常重要。二是适量运动。三是忌烟忌酒。做到这几点，中风发生的概率就会大幅度降低。

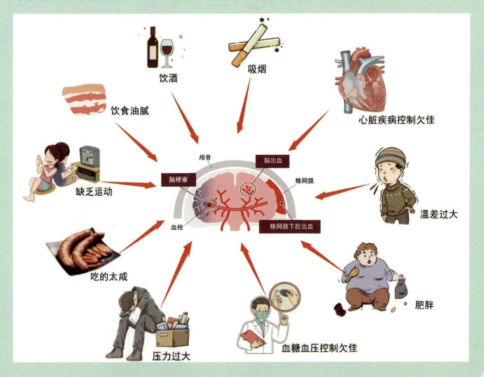

93. 脑动脉硬化、斑块、狭窄是一回事吗?

由于脑动脉硬化及斑块形成是临床中常见的问题，进一步可发展至颈/脑动脉狭窄，其最大危害就是将来可能导致中风，因此迫切需要对该问题进行专业的科普。

颈/脑动脉狭窄是中风的最主要的致病因素，两者在危险因素、防治上有诸多共同之处，可以理解为是同一个疾病的不同阶段：动脉硬化斑块形成、狭窄，当影响到脑供血出现症状时即为中风。

在医学上，颈动脉只是脑动脉的一部分，颈动脉狭窄和脑动脉狭窄的病理生理基本一样。

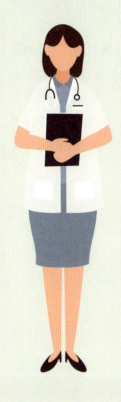

94. 什么是动脉硬化？

正常血管是有弹性的，比如颈动脉，我们在向左侧歪颈部时，右侧颈动脉受到牵拉必然变长；反过头来向右歪时，右侧颈动脉又弹性回缩，这样就可以简单地理解动脉弹性了。动脉有弹性的主要原因是血管中有大量的弹性纤维。动脉有弹性的好处就是缓解动脉压力：比如当心脏收缩时血压很高（收缩压），心脏舒张时没有压力从心脏传导出来，有了弹性血管，在心脏收缩时血管可以弹性扩张抵消一部分压力，使得收缩时血压不会太高，舒张时血压也不会太低。换个说法，一个人的收缩压与舒张压差别太大就是动脉硬化的表现之一。

动脉硬化主要有两个病理生理机制，一是血压太高，为了对抗太高的血压对脏器的直接压力损伤，血管变硬迂曲就可以减少部分压力。做造影的医生都知道，高血压的患者血管异常迂曲变硬就是这个原因。二是血管壁本身出现病变，血管壁上有斑块、弹力纤维变少。

95. 动脉硬化有什么危害?

动脉硬化本身是一个病理代偿机制,其本身对人体的影响患者是感受不到的。动脉硬化的危害主要是它的继发损害,包括斑块进一步增大从而引起血管堵塞导致脏器缺血,堵塞不同器官的血管相应器官就会出现损害,如脑梗塞、心肌梗死、肠坏死等;如果动脉硬化引起血管破裂就会引起出血。

96. 动脉硬化了能变软吗?

传统上认为不能变软,通过上文讲的两个机制推测,如果血压控制了、动脉斑块减少了,动脉硬化就会减轻,这在临床上已被 DSA 造影复查大量证实。因此,对患者而言,出现动脉硬化一定要对危险因素进行干预,避免动脉进一步硬化,防止出现血管堵塞或血管破裂出血。

97. 动脉硬化了该如何治疗?

（1）要找到动脉硬化的危险因素，比如"三高"，并进行控制。
（2）饮食上注意低盐、低脂，多吃蔬菜。
（3）适当运动，要达到微微出汗的程度。

98. 动脉硬化为什么既可以引起脑梗塞，又可以引起脑出血?

动脉硬化是脑出血和脑梗塞的重要原因，或者说动脉硬化既可以引起脑梗塞，也可以引起脑出血，许多人对于这一点都难以理解，我们常给患者打比方：血管就像家里的水管，水管生锈了，堵住水管不流水了就是梗死，如果水管生锈导致水管锈破了、水管爆裂了就是出血。动脉硬化对血管的损伤就像水锈对水管的损伤一样。

99. 颈动脉狭窄和脑动脉狭窄的危害有哪些?

血液通过颈动脉、脑动脉供应脑部,一旦供血动脉出现狭窄、堵塞或破裂导致脑部出现供血障碍和脑出血,就称为急性脑血管病或中风。

颈动脉狭窄或脑动脉狭窄的患者,在早期常常无症状,而一旦影响脑的血供时就出现中风,进而导致残疾甚至危及生命,因此,处理颈动脉狭窄和脑动脉狭窄的主要目的就是防治此后可能发现的中风。

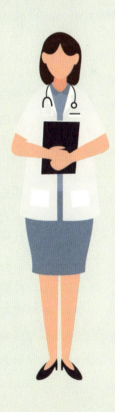

100. 为什么把颈动脉狭窄和脑动脉狭窄放在一起讲？

普通人讲颈动脉就是指颈部的动脉、脑动脉就是指脑部的动脉。

医学上的脑动脉是根据脑部供血动脉的解剖分为两个部分：一是颈动脉系统；二是椎动脉系统。

颈动脉系统包括颈总动脉、颈外动脉、颈内动脉及其脑部的主要分支大脑中动脉和大脑前动脉，其中颈总动脉发自主动脉。医学上将颈内动脉分为7段，其中只有第1段（C1）位于颈部，其余6段（C2~C7）都在脑内，也就是说医学上说的颈动脉包括了普通人说的颈动脉（颈部动脉）和脑动脉（脑部动脉）。颈动脉位于颈部双侧，平时我们可以用手摸到跳动。

椎动脉位于颈部后面的脊椎内，不能用手摸到，其供应大脑后部的血液，在脑深部，两侧椎动脉合并成一个基底动脉，供应脑干、小脑和大脑后部的血供。由于脑干是呼吸、心跳中枢，当椎动脉出现问题时患者轻则头晕，重则昏迷，呼吸、心跳停止。

对普通人而言，颈动脉和脑动脉是两个概念，而在医学上讲脑动脉时就包含了颈动脉和脑动脉，因为颈动脉的主要功能就是向脑部供血，因此颈动脉狭窄和脑动脉狭窄所造成的后果是一样的。

由于脑动脉狭窄与颈动脉狭窄、椎动脉狭窄的原因、产生的后果和处理方法都类似，所以临床上常将其作为一个病理过程来处理。下面提到的名词：颈动脉狭窄、脑动脉狭窄，大家可以粗略地将其理解为所有向脑供血动脉的狭窄。

101. 什么是颈动脉狭窄？如何检查？

按照普通人的理解，颈部的动脉就是颈动脉，因为这一部分动脉表浅可以用手摸到，医学上检查也比较简单，直接用颈动脉超声就可以查出有无斑块、狭窄，简单、便捷、快速。

CT血管成像（CTA）是另一个常用的检查，可以直观地观察从主动脉—颈部动脉—脑部动脉的全部影像，比超声更全面，但缺点是需要预约、价格较贵、需要打造影剂。下图即为一个患者的CTA图像，可以看到其主动脉弓、颈部动脉（颈动脉和椎动脉）、向上肢供血的动脉（锁骨下动脉）、脑动脉（颈动脉颅内段、大脑前动脉、大脑中动脉、基底动脉、大脑后动脉及其分支等）。

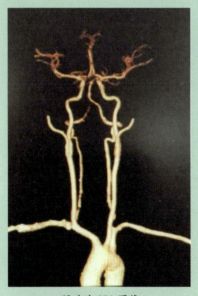
颈动脉 CTA 图像

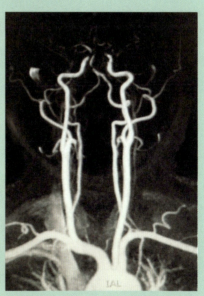
颈动脉 MRA 图像

颈动脉磁共振血管成像（MRA）也是一个常用的检查，与CTA一样，也可以全程检查颈部和脑部的动脉，缺点也是需要预约、价格较贵。

临床上选择较多的是颈动脉超声，如果患者有比较严重的问题，或者当医生怀疑患者的脑/颈动脉有问题时，常常选择CTA或MRA。

102. 什么是 TCD 检查？

TCD 也叫经颅多普勒（经颅超声）。常规超声不能穿过颅骨，是由于常规超声用的是连续超声，而 TCD 通过采用脉冲超声和不同的超声波段，可以间接探测脑动脉的血流速度。通过血流速度间接地推测血管有无狭窄。大家都知道河道宽时水流缓慢，河道窄时水流加快。同理，如果血流速度超过正常速度，就有可能是血管狭窄。

20 世纪 90 年代，在没有 CTA 和 MRA 的情况下，TCD 作为探测脑动脉的一个重要手段得到广泛应用；现在 TCD 在临床上的重要性已经下降很多，但因为其具有便宜、快速的优点，在某些地方还是有其应用价值的。

103. 确诊颈/脑动脉狭窄的标准是什么？

DSA 在医学上叫数字减影血管造影，也就是平常说的脑血管造影，医学上称其为金标准，也就是说以它的检查结果为准，通过造影结果可以准确判断狭窄率到小数点后两位，如 71.67%。

DSA 除了可以准确判断狭窄，还可以判断血管走行情况、有无其他伴随血管疾病、其他血管代偿情况等，对确定治疗方案有决定性的作用。

104. 颈/脑动脉狭窄有什么症状？

颈/脑动脉的主要功能是向脑部供血，因此，颈/脑动脉狭窄的症状取决于脑细胞是否缺血。如果脑细胞缺血就会出现症状；反之，虽然发生了颈/脑动脉狭窄，但脑细胞供血还可以，患者也可能没有症状。这取决于以下几个因素：

（1）每个人的脑血管在脑部互相连通形成一个环，医学上叫 Willis 环。脑动脉狭窄后是否出现症状与该环是否完整有关。如果该环完整，就有机会代偿；反之，如果脑血管在发育上不充分、不完整、代偿差，患者就更容易出现症状。人群中能发育完整 Willis 环的占比不到 50%。

（2）起病快慢。起病急，来不及代偿，症状就急、就重，有的患者在几秒钟内瘫痪摔倒、昏迷，就是这种情况；如果动脉慢慢闭塞，其他血管慢慢地代偿、脑细胞缺血不严重，症状就可能轻微，有的患者甚至感觉不到瘫痪或无力，但仍然会有脑缺血的表现，如头昏、步行不稳、反应慢、记忆力下降等，所以如果老人出现以上症状的话，也建议检查一下脑血管。

脑缺血简单地理解就是中风（缺血性），由于脑管全身，所以脑缺血可以导致出现很多症状，最常见的主要有：

①瘫痪，肢体无力，手脚不能灵活活动，口眼歪斜等；

②麻木；

③言语不清；

④突然眩晕、突然视物不清、突然听力下降等；

⑤突然反应迟钝，糊里糊涂，比如有人出了车祸，警察来了发现肇事者疑似酒驾，但测不出酒精，这种情况下就要当心是否发生中风了，急诊经常遇到这样的患者；

⑥昏迷。

当然还有其他脑损伤的表现，此处就不一一列举了。简单地说，当一个人突然出现问题时，如果不是你所知道的疾病（如拉肚子是消化科、胸痛是心脏科、咳嗽是呼吸科），十有八九就可能是中风，立即送医才是明智之举。

105. 颈/脑动脉狭窄需要治疗吗?

上文提到,颈/脑动脉的作用就是向脑部供血,颈/脑动脉狭窄必然影响脑部供血,所以所有的颈/脑动脉狭窄都需要治疗。即使是无症状的也需要治疗,因为这是一个进行性的疾病,如果不积极处理,早晚会影响到脑供血导致脑缺血,等待患者的多数是中风,影响患者的生活质量。

简单来说,治疗颈/脑动脉狭窄的目的就是防治中风——这句话非常重要。

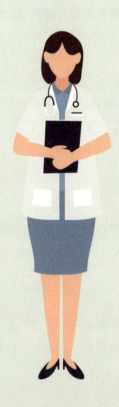

106. 颈/脑动脉狭窄如何治疗？

这取决于颈/脑动脉的狭窄程度和临床症状。

狭窄程度可以是颈动脉小斑块、轻度狭窄、中重度狭窄、闭塞。

狭窄程度不一样，治疗方案也不一样。简单地说，小斑块、轻度狭窄需要采用药物治疗和预防措施（生活干预），重度狭窄和闭塞必须积极处理，中度狭窄取决于临床症状。如果有症状就需要积极处理，如果没症状需要医生进行判断其发生中风的风险，风险越高，处理越积极。

治疗方法包括以下五种。

（1）改变生活方式。包括不吸烟、不饮酒、适当运动、低盐、少油、多吃粗纤维食物，少吃油腻食物。

（2）积极控制各种危险因素。如高血压、糖尿病、高血脂等。

（3）稳定斑块药物。主要包括抗栓药和他汀类药物，具体按医嘱执行。

（4）介入治疗。通过微创介入的方法改善狭窄，是中重度狭窄的主流治疗方法。

（5）手术切除。通过开刀的方法打开动脉，将血管内的斑块切除；还有包括血管搭桥等，相对而言损伤较大。

具体采用哪一种方法，咨询医生为宜。

但不管采取哪一种方法，改变生活方式和控制危险因素都是治疗颈/脑动脉狭窄的基础。对于采用介入治疗和手术切除的患者来说，没有前面三个方法为基础，后面的治疗必然失败，也就是说治疗效果除了医生，患者的主观能动性也非常重要。我们要做科普的原因就是希望通过科普让患者和家属了解相关健康知识，并积极参与治疗。

107. 治疗颈/脑动脉狭窄的药物有哪些？

主要有三大类：

（1）控制危险因素的药物。包括抗高血压药物、控制血糖药物、降脂药等。

（2）抗栓药物。包括抗血小板聚集药物，如阿司匹林、氯吡格雷等；抗凝药物，如潘生丁、沙班类。目前主流的是抗血小板聚集药物，因为其出血风险相对较低。这类药物种类多，具体选择哪一种药物，以咨询医生为宜。

（3）他汀类药物。主要是降低LDL（低密度脂蛋白），这类药物加上抗血小板聚集药物一起用可以起到稳定斑块的作用，也就是不让斑块脱落，因为斑块一旦脱落就会顺血流方向进入脑内堵塞脑动脉导致中风。

如果患者中风了，则还需要加用治疗中风的药物。但以上三种是所有中风患者的基础用药。

108. 治疗颈/脑动脉狭窄的介入方法有哪些？

主要的介入方法有两个：

（1）球囊扩张。通过微导管将压缩的球囊送到狭窄或闭塞部位，然后给予压力，将球囊扩张起来，扩张的球囊压碎斑块，从而减轻狭窄、恢复并增加前向血流。

（2）在狭窄部位放置支架。支架在体外也是压缩的，通过输送装置将压缩支架准确定位于狭窄部位进行释放，起到支撑作用。后期，血管内皮细胞会覆盖支架（类似河里的石头上长的青苔），将支架变成血管壁的一部分。

球囊和支架的种类有很多，各有特点。医生会根据每个患者的狭窄情况、血管情况等进行选择。

目前多数是两个方案组合一起使用。由于该方法是微创治疗，多数患者采用局部麻醉。

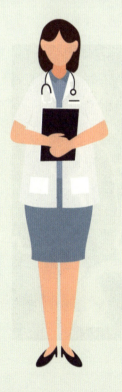

109. 脑动脉狭窄在什么情况下需要做介入治疗？

脑动脉狭窄做介入治疗有可能会出现并发症。由于脑动脉直接给脑部供血，一旦发生并发症就可能会产生严重的后果，如斑块脱落导致脑梗塞或过度灌注导致脑出血，轻则导致患者残疾，重则危及生命。因此，是否需要做介入治疗，需要持谨慎态度。

这里就有一个相对风险的问题，比如重度狭窄，未来患脑梗塞的风险很大，原因是大动脉病变常常症状重、残疾率高、死亡率高；与之相比，介入治疗的风险就很小。反过来说，如果是小斑块或轻度狭窄，近期脑梗塞的风险较小、药物可以控制，介入治疗的风险虽小，对这种患者做介入治疗就有点得不偿失。这就是我们反复强调的，重度狭窄或已患脑梗塞的大动脉病变需要介入治疗，而轻度狭窄则采用药物治疗的原因。

对于重度狭窄的病例，我们见过多例因为担心介入治疗的风险而放弃介入治疗只采用药物治疗，最终出现重症脑梗塞、重残甚至死亡的病例，殊为可惜。

2023 年 12 月 4 日，某患者检查发现右颈内动脉重度狭窄，如左图所示，医生建议患者做介入治疗，家属拒绝（当时患者恢复正常）。

2024 年 1 月 13 日，患者再发重症脑梗塞，右颈内动脉已完全闭塞，如右图所示，患者昏迷入院，最终不治离世。

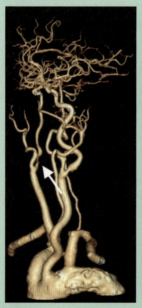
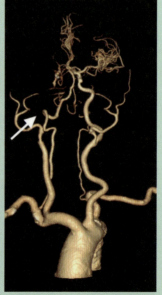

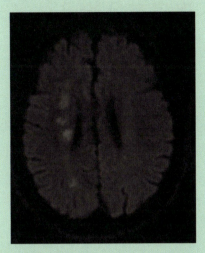 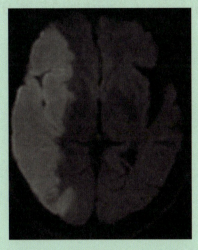

左图示:2023年12月4日,该患者MRI示点状脑梗塞灶(右颈内动脉重度狭窄所致),治疗后患者完全恢复。

右图示:2024年1月13日,该患者MRI示右侧大脑半球大片脑梗塞灶(右颈内动脉闭塞所致)。

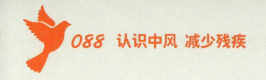

110. 颈/脑动脉狭窄的介入治疗有风险吗？

当然有。除了常见的类似造影的风险，最主要的是与中风相关的风险。上文提到，颈/脑动脉狭窄最大的危害是影响脑部供血，介入治疗的风险也涉及这些方面，主要有两大类：

（1）缺血风险。可能是因为斑块脱落顺血流进入脑内，堵塞远端的脑动脉，引起脑梗塞。

（2）出血风险。包括在介入治疗过程中，导丝刺破血管、动脉硬化严重血管脆弱破裂等，但更重要的是脑血管恢复血流后，过多血流入脑、脑动脉破裂出血危及生命。打个比方，原来被堵住的血管像堰塞湖，现在堰塞湖被打开了，如果没有采取相应措施，下游的河道（颈动脉的下游是脑动脉）就会被冲破。

由于现在检查技术发达，可以在患者中风发病前检查出颈/脑动脉狭窄，大多数患者是无症状的。虽然未来有中风的风险，但毕竟还没发生。没做介入治疗前患者还活得好好的，治疗后并发症一旦发生，患者轻则残疾，重则危及生命，无论概率有多低，后果对患者和家属而言都是难以接受的。所以找到一个好的脑血管病专科医生就很重要。

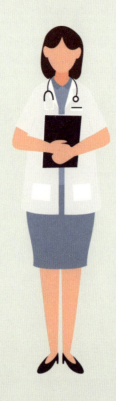

111. 脑动脉狭窄介入治疗后需要长期服药吗？

所有脑梗塞都是由病理生理基础（如动脉硬化、夹层等）导致的，几乎所有这些病理生理基础都是长期的，都需要长期服药，不论患者是否接受介入治疗。

脑动脉狭窄介入治疗后首先需要一定时间的强化治疗，然后恢复至常规抗栓治疗。术后特别强调对危险因素的控制，如果不控制危险因素，动脉斑块则会再次扩大，动脉狭窄会再次出现。因此，在服药的同时必须严格控制危险因素。

我们团队会评估患者是否能遵从医生的嘱咐控制危险因素，如果不能主动配合，就不会给患者做介入治疗，不然患者花了数万元，虽然一时血管通了，但过一段时间会再狭窄或闭塞，不值得。如果患者爱惜自己的生命，愿意控制危险因素，给这种患者的治疗效果更好。

112. 脑动脉狭窄介入治疗的并发症能预防吗?

能。我们团队的患者在脑动脉狭窄介入治疗中,几乎没有并发症发生。

防治脑动脉狭窄介入并发症的关键不是介入技术。说实话,对一个介入医生而言,球囊扩张和支架植入,几乎是一个最简单的介入技术。

防治并发症的关键是围手术期处理,也就是上文反复提到的"卒中单元"管理,再说明白一点,给患者做手术的医生是否是脑血管病专科医生、是否有卒中单元的基础,才是防治脑动脉狭窄介入并发症的关键。

像我们团队在介入手术中会根据患者情况决定术中是否用阿托品(抗迷走神经药、升高心率)、硝普钠泵或亚宁定泵(降压药)、多巴胺(升压药)、肾上腺素(升高心率和升压药)、替罗非班(抗栓药)、rt-PA(溶栓药)、肝素(抗凝血药)、鱼精蛋白(对抗肝素)等。上述很多药物的作用是相互冲突的,可能给这个患者用这种药、给那个患者用另一种药,到底需要用哪种,医生会根据临床经验来确定。

防止斑块进入脑部堵塞脑动脉的另一个措施是在动脉远端提前安放一个保护伞,这样当斑块脱落时,保护伞可以将大的斑块截住,这个是手术的常规技术。

113. 治疗颈/脑动脉狭窄的手术方法有哪些？

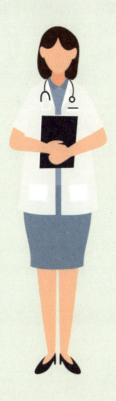

主要有三种：

（1）手术直接切除斑块。手术步骤包括夹闭血管阻断血流、通过手术刀将血管切开，将斑块切除后再将血管缝上，恢复血流。

（2）动脉搭桥。采用自身其他部位的血管（如下肢血管）或人工血管，分别连接堵塞的血管两端，用植入的血管代替原来堵塞的血管。

上面两种干预方法只能用于颈部血管，但不适用于脑部血管，因为颈部有手术操作空间。

（3）颅内外动脉搭桥。它是用手术的方式给缺血脑组织恢复部分血流灌注，适用于近端大动脉闭塞无法再通的情况，通过打开颅骨，将颈外动脉的分支与颅内动脉连接起来，让颈外动脉向脑动脉供血；另一种代替的方法，就是将颅外的颞肌敷贴在脑部，让颞肌动脉长向脑部并向脑部供血。

每种手术都有适应的人群，医学上称为"适应证"，医生会根据患者的情况进行判断并选用合适的方法。当然医生也不会随便选用，医生做出选择的根据是医学指南。

114. 引起颈/脑动脉狭窄的危险因素有哪些？

引起颈/脑动脉狭窄的危险因素与引起中风的危险因素基本相同，请参看第72页"引起中风的危险因素有哪些"。

115. 如何预防颈/脑动脉狭窄？

在上面讲的治疗颈/脑动脉狭窄的五种方法中，除了介入治疗、手术治疗，其他三个就是预防颈/脑动脉狭窄的方法，再复述一遍：

（1）生活方式干预。改变生活方式，包括不吸烟、不饮酒，适当运动，低盐、少油，多吃蔬菜水果和粗纤维食物，少吃油腻食物和肉类。

（2）控制危险因素。控制高血压、糖尿病、高血脂等。

（3）抗栓和稳定斑块治疗。主要包括抗栓药和他汀类药物，具体按医嘱执行。

发生过脑梗塞的患者，多数需要介入手术来治疗狭窄，目前所用的方法是对狭窄部位进行球囊扩张，然后再植入支架。